我的私人医生——
安安稳稳养好胎

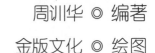

周训华 ◎ 编著

金版文化 ◎ 绘图

U0188321

上海科学技术出版社

图书在版编目（ＣＩＰ）数据

安安稳稳养好胎 / 周训华编著. -- 上海：上海科学技术出版社，2019.2
（我的私人医生）
ISBN 978-7-5478-4291-1

Ⅰ．①安… Ⅱ．①周… Ⅲ．①妊娠期－妇幼保健－基本知识 Ⅳ．① R715.3

中国版本图书馆 CIP 数据核字（2019）第 004316 号

内容提要

　　孕育健康的宝宝，是每一位孕妈妈的愿望。怀孕的过程既幸福又艰辛，每个月、每一周乃至每一天，都需要孕妈妈与其家人一步步接受挑战、攻克难关。

　　本书为准爸妈提供全方位养胎攻略，包括孕前优生优育的方法、孕早期的注意事项、孕中期的安胎要点、孕晚期的安胎及待产要点等内容。无论是准备怀孕的夫妻，还是正在等待宝宝降临的准爸妈，均可从这本书中找到怀孕安胎的相关知识，如同一位私人医生指点，助孕妈妈安安稳稳养好胎，分娩出健康宝宝。

我的私人医生——安安稳稳养好胎

周训华 编著　　　金版文化 绘图

上海世纪出版（集团）有限公司
上海科学技术出版社　出版、发行
（上海钦州南路 71 号 邮政编码 200235 www.sstp.cn）
上海中华商务联合印刷有限公司印刷
开本 787×1092 1/16 印张 12
字数 200千字
2019年2月第1版 2019年2月第1次印刷
ISBN 978-7-5478-4291-1/R·1759
定价：48.00元

前言 Preface

怀孕的喜悦常会让人暂时忘却充满挑战又让人感到幸福的养胎过程。养胎过程中，孕妈妈需要做的就是为胎宝宝成长的每一步打好基础，通过调整生活方式、饮食、锻炼等为胎宝宝提供优质的营养和生长环境。只要坚持用科学的方法安稳养胎，到胎宝宝出生的那一刻，孕妈妈所有的辛苦和努力都是值得的。

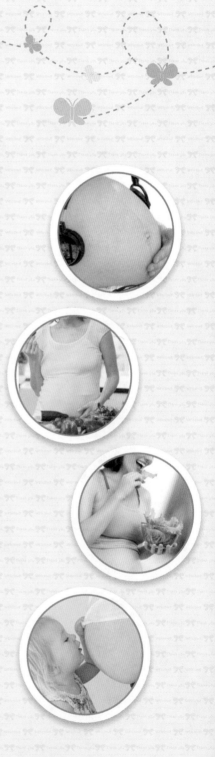

不少孕妈妈在接到怀孕通知单时，显得手足无措，既高兴又紧张。尤其是对于初孕妈妈而言，不知道该如何孕育宝宝，害怕因自己的失误而影响宝宝的生长发育。孕期的不同阶段会面对不同的问题，比如说每个月孕妈妈和胎宝宝会产生哪些变化？孕早期该如何应对早孕反应和预防流产？孕中期如何应对身体的变化和满足胎宝宝的营养需求？孕晚期如何避免早产等突发状况，如何在孕期就学会分娩知识，促进分娩？每个月如何根据胎宝宝的发育情况进行胎教？想要轻松面对养胎过程中层出不穷的问题，关键是要掌握好方法。

《我的私人医生——安安稳稳养好胎》将全方位地为准爸妈提供养胎策略，不仅有备孕和养胎攻略，还有每月的胎教与食谱推荐，为怀孕的每一步都提供真诚的建议并解答常见的孕期疑惑，为孕妈妈的十月孕程保驾护航，让胎宝宝的身体和智力都能健康地发育成长，也让孕妈妈在处理整个孕期的烦恼时有所参考。

目录 Contents

Chapter 1 夫妻齐努力，播下"爱的种子"

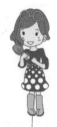

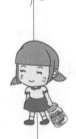

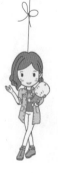

Chapter 2 孕早期，
感受初为人母的紧张与幸福

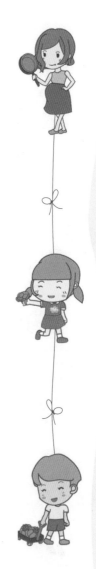

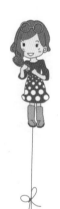

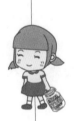

Chapter 3 孕中期，
享受胎宝宝慢慢长大的欢乐时光

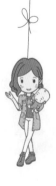

一、孕妈妈与胎宝宝的变化 /092

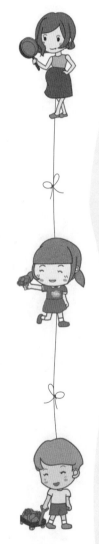

Chapter 4 孕晚期，
耐心等待宝宝的降临

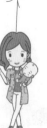

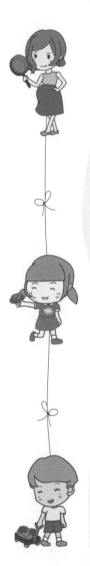

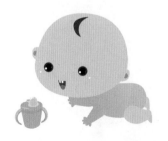

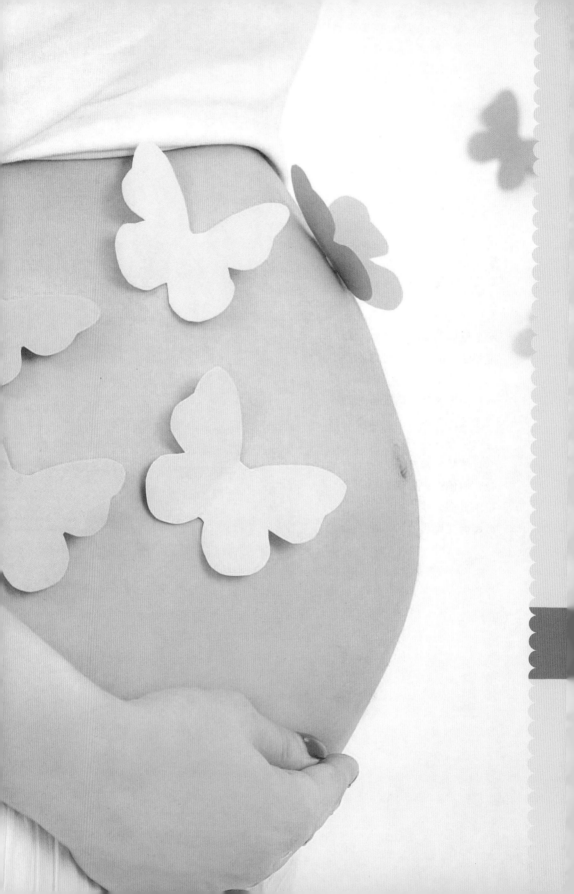

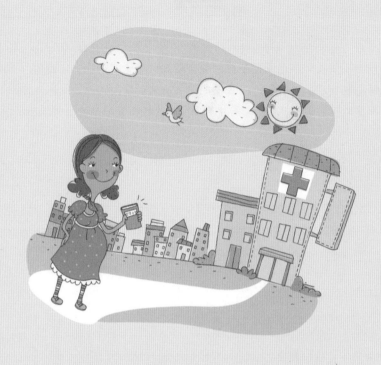

Chapter 1

夫妻齐努力，播下"爱的种子"

　　孕育宝宝是一次神奇的体验，为了完成生儿育女这一伟大的"事业"，夫妻在孕前就应制订一个详细而周全的备孕计划，避免因夫妻双方的忽视而造成受孕困难。孕前应增进夫妻之间的感情，掌握优生优育的方法，调整好身心状态，做好孕前体检准备，注意改善生活细节，在适宜的时间播下"爱的种子"，保证受精卵的质量，然后耐心等待"好孕"的降临。

一、孕前准备

在计划怀孕之初，先进行孕前准备会给妊娠带来好的开始。这样，不但可以在心理上做好怀孕的准备，而且还能了解一定的受孕知识，知道从哪些方面采取措施可以增加受孕概率、提高孕育质量，最终拥有一个健康又聪明的宝宝。

孕前的心理准备

研究证明，有心理准备的女性与毫无准备的孕妇相比，前者的孕期生活要顺利从容得多。孕前心理准备可以让夫妻双方在轻松愉快的心境下怀孕，避免因意外怀孕导致的慌乱，怀孕后胎儿也会在优良的环境下成长。

保持乐观和平静的心态

当夫妻双方决定要孩子以后，在准备怀孕的日子里，要保持轻松愉快的心情，可以多参加一些有趣且有意义的活动，尽量减轻工作和生活所带来的心理压力。如果"好孕"迟迟不来，应多一点耐心，切勿焦躁，必要时可以去医院进行相关检查。

大龄女性应尽早消除心理压力

从某种程度上来说，大龄女性与适龄女性相比，其生育能力及健康方面确实都处于弱势，尤其是年龄超过35岁的女性，往往面临着更多的孕育风险，患不孕症的概率也会增大。因此，很多大龄女性会承担更多的心理压力。其实，一个身体健康的大龄孕妈妈，除了染色体基因变异方面发生的概率高一些外，其他各方面的状况都和适龄孕妈妈没有太大的差异。而且，目前产前医疗诊断技术正在不断优化和提高，有些情况可以在宝宝出生前后进行及时治疗。因此，只要做好产前检查，做好优生优育措施，大龄女性也能拥有"好孕"。

消除对怀孕和分娩的恐惧心理

尽管很多年轻的女性想当妈妈，但对怀孕却抱有焦虑、恐惧的心理。究其原因，一是担心怀孕会使身材和容貌发生变化；二是害怕分娩时的疼痛。其实，早有研究证明，只要产前、产后都坚持健康的饮食和生活习惯，产后体形很容易恢复原状，有些女性怀孕后的容貌甚至比孕前更加姣好。目前，国内很多医院已开展无痛分娩，可以在很大程度上缓解分娩过程中的疼痛感。

职场女性要克服"造人"的恐慌心理

随着就业压力的增大，很多职场女性面对激烈的竞争而不得不推迟"造人计划"。当想要孩子时，生育的压力和工作的压力常常令职场女性精神紧张，甚至有不少女性怀疑自己得了不孕症，四处打听求子秘方。其实，精神因素也是导致不孕的一个重要原因。当紧张情绪消除，很快就怀孕的事例并不少见。

选择正规的医院

一般情况下，妇产医院、妇幼医院、产科专科医院以及大中规模的综合医院都可以做产科检查。具体的选择则需要综合下面 3 个因素。

● 选择产检医院，首先要考虑的就是医院的技术水平，这关系到孕妈妈和胎宝宝的安全问题。因此要对医院的设备、检验技术、人员的水平等进行了解，最好通过多种咨询与一些可靠的信息渠道尽可能多地了解目标医院的具体情况，看是否符合自己的需求。

● 提前了解备选医院的环境，看做检查和就诊的区域之间的距离是否很近，就诊区域的环境是否拥挤，是否有舒适和足够的空间让孕妇候诊等。因为产检可能需要等号，若医院环境舒适，可以免除等候时的疲劳与紧张。

● 要考虑医院与家的距离、路上是否经常堵车等问题。若是距离太远，则应该不在考虑范畴之中。若经常堵车，每次产检必须提前出门，因为有些检查医院会有时间上的限制，太晚到医院会耽误做产检。

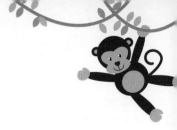

了解受孕知识

孕前了解一定的受孕知识，可以让夫妻双方对整个孕育过程有一个全面的认识，掌握一些更易受孕的诀窍，同时，规避一些不良因素可能对自身或胚胎造成的不利影响。

受孕的过程

生命的诞生，源自精子和卵子的结合。男女性交后精液积存在阴道内，众多活动的精子离开精液后经过"长途跋涉"，从宫颈管进入子宫，再从子宫"游"至输卵管，最终其中之一有幸与输卵管深处的卵子相结合，完成受精。受精卵再经输卵管输送到子宫腔内，并在宫腔内"遨游"2～3天，寻找合适的"落脚点"，然后着床，在子宫腔内生长、发育直至足月分娩。

孕育成功的必要条件

男性的睾丸能产生精子。正常成年男性一次射出的精液量为2～6毫升，每1毫升精液中的精子数应在6 000万以上，有活动能力的精子达60%以上，异常精子在30%以下。如精子达不到上述标准，就不容易使女方受孕。

女性的卵巢能排出健康成熟的卵子。月经正常的女性，每个月经周期都有一个健康成熟的卵子排出，这样才有概率怀孕。如果卵巢功能不全或月经不正常，导致女性排卵功能出现障碍或不排卵，就不容易受孕。

在女性排卵期前后有正常的性生活，使精子和卵子有机会相遇受精。精子在女性阴道内能生存1～3天，卵子排出后能生存1天左右，女性排卵时间在下次月经来潮前的第14天左右。在排卵前后几天内性交的女性更容易受孕。

男性的输精管道通畅，精子才能通过正常性生活排出而进入女性生殖道与卵子结合。女性的生殖道通畅，这样性交时进入阴道内的精子可以毫无阻挡地通过宫颈、子宫到达输卵管，与卵子相遇并授精，受精卵才可以顺利地进入宫腔。若女性生殖道因炎症等因素受阻，则会影响精卵的结合。

子宫内环境适合受精卵着床和发育。子宫内膜是胚胎着床的主要场所，若子宫内膜受损或病变，都有可能造成胚胎不能着床。即便着床，也会因为不能提供胚胎所需的营养而阻碍胚胎的继续发育。

孩子的性别与男性精子有关

以正常的成年男女而言，在自然情况下受孕，生男孩和生女孩的概率，各占50%。

正常人有23对染色体，其中22对为常染色体，男女都一样。还有一对是性染色体，男女不同，女性是2条X染色体，男性是1条X染色体和1条Y染色体。男女性别的区分，关键在Y染色体上。

生殖细胞——精子和卵子，要经过减数分裂，使原来的23对染色体减少一半，变为23条。当精子与卵子结合成受精卵时，精子细胞核中的每一条染色体与卵子细胞核中相对应的染色体一一配对，使受精卵的染色体数恢复至23对。每对染色体中的一条来自父亲，另一条来自母亲，因此形成的新生命就具有父母双方的遗传信息。女性只产生一种类型的卵子，而男性因为性染色体的特殊性可以形成2种类型的精子，因此，受精时会出现以下两种情况。

- 卵子与带X染色体的精子结合，产生XX型受精卵，发育成女孩。
- 卵子与带Y染色体的精子结合，产生XY型受精卵，发育成男孩。

由此可见，孩子的性别是受孕瞬间，由精子的类型决定的。

父母的哪些基因会遗传给孩子

孩子将来会与父母有着许多相似之处，如肤色深浅、眼睛大小、鼻子高低……这些都来自父母的遗传。那父母的哪些特征会比较容易地出现在孩子身上？下面我们来一起看看。

半数以上的概率遗传		接近百分之百的遗传	
肥胖	智商	肤色	双眼皮
鼻子	痤疮	下巴	耳朵
身高		秃顶	

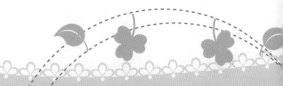

二、必不可少的孕前检查

计划怀孕的夫妻，最好在孕前3～6个月去医院做一次专门为怀孕设置的体检，并根据体检结果调整自身的健康状况。值得注意的是，不能用婚前检查和普通体检代替孕前检查。

孕前常规检查项目

夫妻双方都要进行孕前检查。了解以下检查项目，在医生的指导下进行选择，有助于优生优育。

备孕女性常规检查项目

项目	检查内容	检查目的	检查方法
血常规	常规血液学检查	了解有无贫血及其他血液系统疾病	静脉抽血
尿常规	检查尿液颜色、透明度、酸碱度、细胞检查、管型检查、蛋白质检查、比重检查等	了解肾脏状况，确认有无泌尿系统感染、肾脏疾病，并根据肾脏病的程度和症状判定是否可以妊娠、分娩	尿液检查
肝功能	肝功能检查目前有大、小功能两种，大肝功能除了乙肝全套外，还包括血糖、胆汁酸等项目	了解目前的身体状况和营养状况，判断有无肝脏疾病及肝脏损伤程度	静脉抽血
生殖系统检查	子宫及其附件	了解子宫及其附件的发育情况，如输卵管内是否有积水、肿物，是否有子宫畸形、子宫肌瘤及子宫腺肌病，卵巢内是否有肿物等	B超
白带常规	筛查滴虫、真菌、支原体及衣原体感染、阴道炎症，以及淋病、梅毒等性传播疾病	检查是否有妇科疾病，如患有性传播疾病，最好先彻底治疗，然后再怀孕，否则会引起流产、早产等危险	白带常规
妇科内分泌	包括促卵泡激素等	诊断月经不调、卵巢炎症等卵巢疾病	静脉抽血

（续表）

项目	检查内容	检查目的	检查方法
TORCH 全套	弓形虫、风疹病毒、巨细胞病毒、单纯疱疹病毒等的检查	60%～70%的女性都会感染上风疹病毒，特别是孕期前3个月，一旦感染，会引起流产和胎儿畸形	静脉抽血
口腔检查	检查牙齿是否清洁、是否有龋齿、牙龈病或牙周炎等	怀孕期间，原有的口腔疾患容易恶化，严重的还会影响胎宝宝的健康。因此，口腔问题要在孕前就解决	看牙医
ABO 溶血	血型和 ABO 溶血滴度检查	夫妻双方共检项目，了解夫妻双方血型。妻子血型为 O 型，丈夫为 A 型、B 型，或者有不明原因的流产史需做此项检查，避免新生儿溶血症	静脉抽血
染色体检查	检查遗传性疾病	夫妻双方共检项目。了解可能导致胎儿畸形或流产的遗传风险，并及早采取干预措施，避免缺陷儿的出生	静脉抽血

备育男性常规检查项目

（续表）

项目	检查内容	检查目的	检查方法
血常规	血常规 18 项	判断男性是否患有白血病、病毒感染、糖尿病、肝炎、败血症、黄疸、肾炎、尿毒症等影响生育的疾病	静脉抽血
尿常规	检查尿液颜色、透明度、酸碱度,细胞检查、管型检查、蛋白质检查、比重检查等	了解肾脏状况，确认有无泌尿系统感染、肾脏疾病	尿液检查
肝功能	包括乙肝全套、血糖等检查	了解目前的身体状况和营养状况，判断有无肝脏疾病及肝脏损伤程度	静脉抽血
生殖系统检查	检查阴茎、尿道、前列腺、睾丸、精索等	查看是否存在隐睾、睾丸外伤、鞘膜积液等影响生育的生殖系统疾病	泌尿系统B超，精液检查
精液检查	检查精子存活率、精子活动力、精子计数、精子形态等	查看男性的精子是否健康、精子成活率如何、是否能达到孕育的要求	精液检查

特殊人群检查项目

除了常见的孕前检查之外，医生还会根据夫妻双方的具体情况推荐一些特殊的检查项目。如不孕症患者、有瘢痕子宫的女性、有不良妊娠史的女性、高龄产妇等，都需要进行除常规检查以外的特殊检查，以确保生育健康宝宝。

不孕不育症的检查

一般情况下，育龄夫妻同居 1 年以上，有正常性生活，没有采取任何避孕措施却未能成功怀孕者，称为不孕症，包括女性不孕症和男性不育症。患不孕不育症的男女除常规检查外，还需要进行以下检查。

女性不孕症检查

女性必查项目	检查目的
性激素六项	测定内分泌功能
输卵管造影	检查输卵管是否通畅
卵巢功能检查	了解卵巢功能，检查排卵是否正常
宫腔镜、腹腔镜检查	检查孕育环境是否正常
免疫学检查	检查是否存在免疫性缺陷

男性不育症检查

男性必查项目	检查目的
精液质量检查	分析精子数量及活力等
前列腺液检查	检查是否患有前列腺炎
内分泌功能测定	检查激素水平
微生物检查	判断有无生殖道感染
免疫学检查	分析有无抗体存在

有瘢痕子宫的女性

有些女性由于第一次生产时选择剖官产，导致子宫上有瘢痕存在，俗称“瘢痕子宫”。有子宫肌瘤摘除术及子宫畸形矫治术史者也被列为瘢痕子宫。一般来说，有瘢痕子宫的女性比非瘢痕子宫的女性怀孕难度要大，且孕期风险要比非瘢痕子宫的女性高，更容易出现子宫破裂、产后出血、前置胎盘等问题。专家建议，有瘢痕子宫的女性如果想怀孕，应至少提前 3 个月到医院做相关检查，评估子宫切口的愈合情况、瘢痕缝合的情况等。若检查发现子宫切口瘢痕处肌层薄或肌层中断时，视为子宫切口愈合不良，不适合再孕。

有不良妊娠史的女性

不是每一位孕妈妈都能顺利地娩出健康胎儿，可能有各种各样的原因导致不能继续妊娠，或娩出畸形胎儿。这类女性在怀孕前一定要进行详细的孕前检查。

● 有过流产史的女性。如果有过自然流产经历，除了全身检查外，还需要接受染色体检查、免疫学检查、激素检查、感染性疾病检查等。此外，对于孕早期未出现事故所致的自然流产，男性还应配合接受精液检查。有过多次人流史的女性，在准备怀孕之前除需做一般的孕前检查项目和妇科检查外，还需要接受宫颈造影检查、子宫内膜检查、腹腔镜检查、输卵管通畅检查、激素检查和染色体检查等项目，以了解输卵管是否通畅，子宫内膜厚度是否正常，黄体功能是否正常，为再次怀孕做出科学指导。

● 有过胚胎停育史的女性。胚胎停育是指胚胎发育到一个阶段发生了死亡而停止继续发育。此类情况夫妻双方都应做全面检查，且应重点检查黄体功能、TORCH 和肾功能等，以便找到胚胎停育的原因，降低再次发生胚胎停育的风险。

● 生育过先天畸形儿的女性。对于生育过先天畸形儿的女性来说，再次怀孕前可在医生指导下接受染色体检查、感染性疾病检查等，并远离不良的生活和环境因素，以降低孕育畸形儿的风险。

高龄夫妻

高龄夫妻在怀孕前，最好都进行检查。一方面，随着年龄的增大，精子、卵子的老化速度都在加剧，质量也跟着下降，生出畸形儿的概率要大得多；另一方面，年龄越大，男女双方都有合并各种内科疾病的可能，高血压、糖尿病、甲状腺疾病对胎儿在子宫内的发育有很大影响。

三、日常生活细安排

孕育环境的好坏直接决定宝宝的到来以及宝宝是否健康、聪明。因此，怀孕前准爸妈需要回归健康、规律的生活，改掉不健康的生活习惯，坚持适当的运动，同时掌握一些必要的助孕技巧，这样有助于尽快怀上健康的胎宝宝。

调整工作和生活环境

在备孕期，夫妻双方都应该审视一下自己的工作环境。无论是哪一方，只要接触铅、汞、苯、溴、氨、放射线、同位素、电磁波等有害物质，都应该申请调离。这些物质会损伤生殖功能，导致精子与卵子异常，受孕后也易导致胎宝宝畸形，出现流产、早产等现象。如果备孕女性是白领一族，那么要注意，不要长时间进行视屏作业，可以在电脑前工作一会儿，离开座位休息一会儿。工作环境温度过高、震动剧烈、噪声过大等，都不利于胎儿的生长发育，从事这类工作的女性最好提前调离。同时，为了怀上优质宝宝，女性还需要学会缓解来自工作的压力。

另外，居室中应该整齐干净、安静舒适，不拥挤、不黑暗，通风透气。家庭装修后所散发的气味，会影响孕妇和胎儿健康，因此最好不要在备孕期间装修房子。如果条件允许，还应该将室温、湿度保持在一个相对恒定的水平。一般来说，室温维持在22～24℃，湿度保持在50%左右，有利于身体健康，也利于今后胎宝宝的发育。为避免弓形虫的危害，应避免接触猫等可能带有弓形虫的动物的粪便，保持卫生。

家中的一切物品设施的摆放要便于怀孕后孕妈妈的日常起居，以孕妈妈站立操作时不弯腰、不屈膝、不踮脚为宜。还应将家中可能绊脚的物品重新放置，这不仅能留出更多的生活空间，还能防止孕妈妈被绊倒。

备孕女性要改掉的坏习惯

备孕女性的不良生活习惯不仅会影响受孕，还会影响怀孕后胎宝宝的生长发育，因此一定要从备孕期抓起，改掉坏习惯。

和宠物亲密接触

几乎所有的哺乳动物和鸟类都会成为弓形虫的传染源，尤其是猫。在感染弓形虫后，备孕女性自身并不会出现明显的症状，但是一旦怀孕，弓形虫会通过胎盘感染胎儿，引起流产、早产、畸形儿、胎儿脑积水等严重后果。所有经常接触宠物的女性如果准备怀孕，最好到医院进行弓形虫检测，怀孕后也要有意识地与宠物保持一定的距离。

抽烟、喝酒

研究表明，烟草中的尼古丁能降低女性性激素的分泌量，导致月经失调；吸烟能使卵子的受精能力大大降低，增加患不孕症的概率；吸烟还会增加孕期流产的概率。女性饮酒过多或经常饮酒，可导致性功能减退，影响月经，危害生殖细胞的健康，怀孕后胎儿畸形的概率也会大大增加。因此，准备怀孕的女性一定要戒烟、限酒。

爱喝咖啡、茶

咖啡或茶是许多人每日必备的提神饮品。有研究报道，准妈妈每天咖啡因摄入量超过200毫克时，流产率增加一倍。因此，打算怀孕的女性最好适量减少含有咖啡因的饮品，如咖啡、茶、可乐等。

熬夜

熬夜对人体有诸多坏处：影响隔日的精神状况，让皮肤变差（干燥、长斑和痤疮），使免疫力下降等。在生育力方面，熬夜会影响女性雌激素和孕激素的分泌和卵子的质量，降低受孕的概率。一旦准备怀孕，女性最好将不良作息调整过来，避免疲劳影响生理状态。

喜欢吃"垃圾食品"

研究发现，"垃圾食品"中的反式脂肪酸是女性受孕的隐形杀手，反式脂肪可导致女性患不孕症的概率增加70%以上。

将体重调整到正常范围

无论男女，太胖或太瘦都是不利于怀孕的。对于女性来说，太瘦，雌激素水平容易低下，不容易受孕；太胖，体内与排卵、受孕有关的内分泌系统会受到影响而导致怀孕困难。对于男性来说，身体过胖或过瘦都会影响精子的质量。

因此，超重者应注意减重，偏瘦女性应注意适当增加营养，力争达到正常状态，给胎儿一个优质的生长空间。算一下自己的标准体重，看自己属于哪种情况，然后根据具体情况进行适当的调整吧！

目前，国际上通常用体重指数（BMI）来衡量体形胖瘦与健康的关系。

$$体重指数（BMI）=体重（kg）÷身高（m）的平方$$

其中，BMI数值在18.5 ~ 23.9属于健康状态，数值小于18.5为体重过轻，大于或等于24属于超重，大于或等于28属于肥胖。

减重方法

● 控制进食量。饮食应注意粗细搭配、荤素搭配，少吃高能量、高脂肪的食物。每顿饭不宜吃得过饱，七八分饱即可，不要暴饮暴食，也不宜节食减肥。

● 少吃或不吃零食。零食容易导致总能量摄入失衡，无法达到减重的目的。

● 坚持锻炼。肥胖的女性以中等或低等强度的运动为宜。每周至少锻炼3次，每次20 ~ 30分钟，运动方式以游泳、瑜伽、慢跑等有氧运动为主。

增重方法

● 在医生的指导下补充营养。太瘦的女性最好在医生的指导下补充营养，平时也要有意识地选择一些营养密度高的食物。

● 规律作息、调节心情。不要加班熬夜，也不要焦虑不安，保持充足的睡眠和乐观的心态，有助于提高受孕概率。

● 适度运动。适当的运动能增强体质、增进食欲，使体重健康地增长。

每天都要"动一动"

进行适宜而规律的体育锻炼，可以增强体质，提高受孕概率。此外，运动可以促进女性体内激素的合理分配，确保受孕时女性体内激素的平衡与受精卵的顺利着床，还可以增强卵子的活力，避免孕早期发生流产，并且可使全身肌肉更有力，特别是骨盆肌，可以减轻分娩时的痛苦。男性进行适当运动，对锻炼肌肉、臂力、腰、背都有好处，还能提高"性趣"，同时有助产生健康、有活力的精子，为"好孕"创造重要条件。因此，夫妻可以在怀孕前的 3 个月制订健身计划，加强运动，让身体更强壮。

运动方式推荐

备孕期的运动主要以舒缓的有氧运动为主。女性可以选择跳健身操、做瑜伽、游泳、慢跑、步行、骑自行车、跳绳等；男性可以选择跑步、游泳、打篮球、举哑铃、俯卧撑等。

运动注意事项

● 注意补充水分。运动过程中会不断地流失水分，最好每隔 15 ～ 20 分钟补充一些水分，不要等到口渴了再去喝水。

● 注意运动强度。强度以运动后不会过于劳累为主。尤其是男性，一定要把握运动强度，因为剧烈运动会产生大量酸性代谢产物，随血液循环进入睾丸后，使精液中产生大量活性氧成分。研究表明，活性氧可降低精子活力及精子的反应能力，使生精细胞凋亡增加，降低精子密度，精子质量受到影响后，会使受孕的概率降低。

● 运动不能一蹴而就。平时缺乏锻炼，或者身体素质较弱者，要避免突然进行高强度的体能锻炼，以免造成体力不支而出现头疼、头晕的现象。运动要循序渐进、量力而行，不要过度，也尽量不要激烈运动。

掌握正确的排卵期

排卵期又称为易孕期，包括排卵日的前 5 天和后 4 天，连同排卵日在内共 10 天。一般在排卵期安排性生活可以提高受孕率。

日程推算法

一般来说，女性的排卵日在下次月经来潮前 12 ~ 16 天。日程推算法主要根据以往 12 个月以上的月经周期记录，推算出目前周期中的排卵期。

> 排卵期第一天 = 最短一次月经周期天数 −18 天
>
> 排卵期最后一天 = 最长一次月经周期的天数 −11 天

基础体温测定法

月经周期中，在女性排卵前的基础体温常较低，一般在 36.6℃以下；进入排卵期，体温会上升 0.3 ~ 0.5℃，持续约 14 天，直至月经来潮前才开始下降。

女性可以购买一个体温计，每天将其甩到 35℃以下，第二天早上醒来后不要做任何动作，立即测量体温（最好是测量口温，每次测 5 分钟），将测得的体温记录在温度曲线表上。每天都需要坚持，一般至少需要连续测量 3 个月经周期才能较准确地知道自己的排卵日期。而且，体温的测量还可以检测是否成功怀孕。因为一般女性在经历 2 周的高温后，体温会下降；如果怀孕，则会持续在高温状态。

宫颈黏液观察法

月经期前后，女性宫颈黏液常黏稠而量少，甚至毫无黏液。在月经周期的中期，黏液会越来越稀薄，量亦越来越多。接近排卵期，黏液会变得清澈透亮，状似蛋清，有弹性，拉丝度高且不易拉断。出现这种黏液的最后一天称高峰日，在其前后 48 小时是排卵日。

以上介绍的三种找出排卵期的方法各具特点，日程推算法可用来计算出排卵前的易孕期；基础体温测定法可以测出排卵开始的时间；宫颈黏液观察法能预测排卵的发生。将三种方法综合起来应用，可以比较准确地将排卵期推算出来。

选对月份有助怀孕

一般而言，怀孕的最好月份在 7 ~ 9 月。

气候因素

怀孕后，正好是让人神清气爽的秋天，孕妇不仅能够有效提高睡眠质量，还能经常出门散步，保持愉悦的心情。良好的睡眠和愉悦的心情都对胎儿的健康成长十分有益。

饮食因素

这三个月正是夏、秋季节，水果蔬菜较丰富。女性受孕后，会出现妊娠反应，变得食欲不佳。这时候的食物都是应季而生的，新鲜美味，能满足孕妇对营养的需求。

健康因素

冬天和春天是流行性感冒、风疹、过敏等疾病高发的季节，往往人的身体抵抗能力比较弱。如果孕妇在 7、8、9 月受孕的话，冬天时胎龄已超过三个月。怀孕前三个月是致畸高度敏感期，孕妇尤应考虑用药安全问题。此外，7、8、9 月份怀上的宝宝出生后 6 个月，需要添加辅食时，正好能避开肠道传染病的高发期。

分娩因素

在 7、8、9 这三个月怀孕的准妈妈刚好分别到次年 4、5、6 月分娩，这三个月正好是春末夏初，气候温和，有利于产妇度过产褥期。此外，在这个季节里，衣着单薄，便于哺乳和给新生儿洗澡、晒太阳。

讲究同房体位可增加受孕概率

同房时秉承传统的男上女下的姿势，对怀上健康的宝宝更有利。因为这种姿势下阴茎插入较深，能使精子排出时比较接近子宫颈口。同房后，女性最好在床上静躺半小时，不要马上起来清洗，这样可以防止精液从阴道流出，从而增加受孕概率。为了加强效果，躺着时后可用枕头或其他软物垫于女方臀部，使其身体呈头低臀高位，运用地心引力帮助精子进入子宫。

四、营养与饮食齐关注

如果有怀孕计划，那么怀孕前就要开始有意识地加强营养，养成良好的饮食习惯。因为备育期男性有良好的营养状况，才能产生足够数量和良好质量的精子；备孕期女性有良好的营养状况，才能提供胎儿发育的温床。

孕前营养与饮食指导

孕前的合理营养对于孕育一个聪明健康的胎宝宝以及保证孕妈妈的自身健康是非常重要的。因为妊娠早期是胎宝宝器官分化和形成的关键阶段，而胎宝宝的营养来源在很大程度上依赖于孕妈妈孕前体内的营养储备。

孕期饮食原则

饮食多样化

备孕期间要注意摄入的营养必须均衡全面，平时饮食应当吃得杂一些，各类型食物都要吃一些，养成良好的膳食习惯，不要挑食、偏食，以补充多种营养素，这样才是补充营养的正确做法。

尽量少在外面就餐

饭店里的食物虽然美味可口，但往往脂肪和糖含量过高，而维生素和矿物质不足，烹调时盐、食用油、味精常常使用过多。如果经常在外就餐，人体所需要的各种营养比例容易失衡，难免会引起身体的不适，同时对怀孕不利。

不要节食减肥

节食容易造成营养不良、内分泌失调等不良后果。备孕期减肥目的是为了健康怀孕，采用节食等不健康的方式违背了初衷，而且节食减的只是水分和肌肉，停止后反弹可能会严重。

必需营养素

叶酸

女性从孕前3个月开始到怀孕满3个月补充叶酸，可预防胎儿神经管畸形，并降低胎儿眼、口唇、心血管、肾、骨骼等器官发生畸形的概率。可适当多吃动物肝脏、绿叶蔬菜、豆制品、坚果等富含叶酸的食物，还应在医生的指导下服用叶酸增补剂。

维生素A

维生素A能够保证皮肤组织的正常形态和功能，维持正常的骨骼发育。对于备孕的女性来说，尤其压力大或者常熬夜的女性，维生素A的补充必不可少。要摄取维生素A，饮食中可适当添加全乳制品、动物肝肾、蛋类、鱼肝油，以及南瓜、芹菜等色泽鲜艳的蔬菜和深绿色蔬菜。

维生素E

维生素E是一种脂溶性维生素，又称生育酚，是最主要的抗氧化剂之一。生育酚能促进性激素分泌，可以促进男性精子的生成及增强其活性，可以使女子雌性激素浓度增高，提高生育能力。富含维生素E的食物有坚果、瘦肉、乳类、蛋类等。

碘

碘堪称"智力营养素"，对胎宝宝的大脑发育起促进作用。女性可以通过检测尿碘水平来确定身体是否缺碘。孕前碘的摄入量应为每日200微克。海产品普遍含碘量较高，经常食用海带、紫菜、鱼、虾、贝类等，可有效避免碘的缺乏。

锌

锌缺乏可导致睾丸萎缩，精子数量少、质量差，使生殖功能降低或导致不育。即使男性的精子有受孕能力，女性怀孕后流产率也会较高，且易引起胎宝宝畸形。可以通过食物摄取更多锌，如牡蛎、牛肉、萝卜、大白菜、蛋类、核桃等。

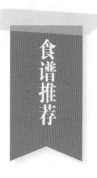

食谱推荐

牛肉炒菠菜

原料： 牛肉 150 克，菠菜 85 克，葱段、蒜末各少许。

调料： 盐 3 克，鸡粉（鸡精）少许，料酒 4 毫升，生抽 5 毫升，水淀粉、食用油各适量。

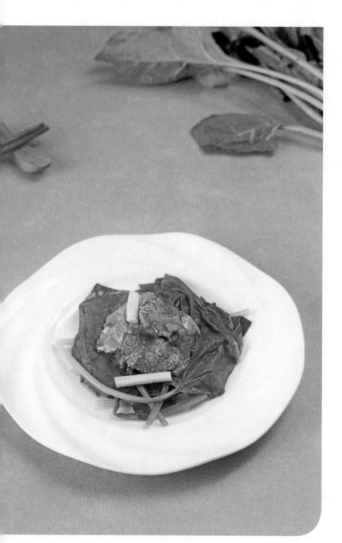

做法：

1. 将洗净的菠菜切长段。

2. 将洗好的牛肉切成薄片。

3. 把牛肉片装在碗中，加入少许盐、鸡粉，淋上料酒。

4. 放入生抽、水淀粉、食用油，拌匀，腌渍一会儿，待用。

5. 用油起锅，放入腌渍好的牛肉，炒匀，至其转色。

6. 撒上葱段、蒜末，炒出香味，倒入切好的菠菜，炒散，至其变软。

7. 加入少许盐、鸡粉，炒匀炒透。

8. 关火后盛出菜肴，装在盘中即可。

扫一扫·轻松学

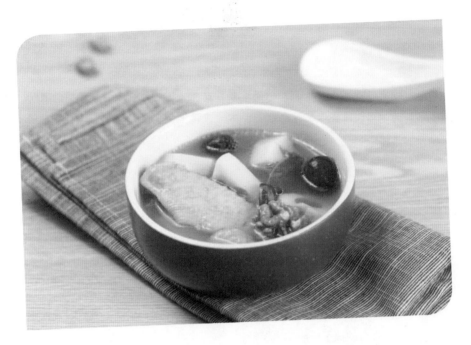

莲藕核桃栗子汤

原料： 水发红莲子 65 克，红枣 40 克，核桃 65
克，陈皮 30 克，鸡肉块 180 克，板栗仁
75 克，莲藕 100 克。

扫一扫·轻松学

调料： 盐 2 克。

做法：

1. 将洗净的莲藕切块。

2. 锅中注入适量清水烧开，放入鸡块，汆煮片刻。

3. 关火后捞出汆煮好的鸡块，沥干水分，装入盘中备用。

4. 砂锅中注入适量清水烧开，倒入鸡块、藕块、红枣、陈皮、红莲子、板
栗仁、核桃，拌匀。

5. 加盖，大火煮开后转小火煮 2 小时至熟。

6. 揭盖，加入盐，搅拌片刻至入味。

7. 关火后盛出煮好的汤，装入碗中即可。

五、私人医生知心话：关注优生优育

优生优育是促进家庭幸福和谐的重要一环。为了获得一个健康聪明的孩子，为了家庭的幸福，准备做父母的朋友，不仅应该重视优生，而且应该花点时间了解一些优生的知识。

把握合适的生育年龄

从女性的生理规律来说，一般认为女性最佳生育年龄为 24 ～ 28 岁。在此阶段，女性的生育力最为旺盛，子宫收缩力最好，出现难产的概率比较小；而且此阶段的女性精力充沛，心理也较为成熟，有利于孕育胎儿及抚育婴儿。

产妇年龄太小，如未满 20 周岁，容易出现妊娠合并症、早产，容易因为骨盆发育不全而导致难产，生育的孩子一般体重较轻。

生育太晚，产妇年龄过大，卵子质量下降，卵细胞发生畸变的可能性增加，发生早期流产的概率和胎儿畸形率也相应增加。年龄越大，出现妊娠糖尿病、妊娠高血压、胎盘前置、先兆子痫等妊娠并发症的概率越大。而且，由于高龄孕产妇的骨盆、软产道组织弹性减退或骨质疏松、体力不支等原因，可能出现分娩困难，早产、难产率会增高，产后恢复的速度变慢，发生产后后遗症和产褥病的概率也会增大。男性也同样如此，男性年龄越大，精子出现畸形的概率增大，胎儿先天畸形率也增大。

女性最好选择在 24 ～ 28 岁怀孕生产。但是也需要根据自己的实际情况来选择。比如夫妻一方或双方患有可能会影响生育的疾病，则需要等到完全康复后再怀孕。

孕前要治疗的疾病

有些疾病会影响怀孕的过程和结果，谨慎起见，如果患有下列一些不宜怀孕的疾病，应该积极治疗，待疾病好转或彻底治愈后再考虑怀孕。

心脏病

妊娠期女性全身的血容量会比未怀孕时期高，如果孕前有心脏疾患，孕后会进一步加重心脏负担。同时，分娩是一种强体力活动，也会加重心脏负担。心脏病严重的女性怀孕后，很有可能出现早产或死胎，情况严重时甚至会威胁孕妇的生命安全。这类女性的妊娠风险高于普通人，如果想怀孕的话一定要选择有心脏病专业医生的医院，做全面检查，评估心脏状况，在医生的建议下考虑是否妊娠。

肝脏病

怀孕后肝脏的负担增加，如果女性孕前患肝脏疾病，会使病情加重，而且还容易出现妊娠高血压综合征。因此，应在肝脏病治疗好转之后再考虑怀孕，而且孕期一定要加强监护。乙肝患者的肝功能出现明显异常时，应及时就医，由医生决定是否适合怀孕。

肾脏病

肾脏功能不好的孕妇患妊娠高血压综合征的概率很大，随着肾脏损伤加重，有的孕妇会出现流产、早产等现象。根据肾脏病的程度和症状不同，是否可以妊娠、分娩，需要请专业医生来判断，并且在未取得医生许可之前应进行避孕。在肾脏病治疗好转后也应有一定的观察期，在得到医生的同意后再怀孕。

贫血

贫血是女性常见病，严重贫血不仅会令孕妈妈痛苦，而且会对胎儿发育造成不利影响。女性在妊娠前如果发现患有贫血，首先要查明原因，确认是哪种原因引起的贫血，再进行积极的调理，待贫血好转后方可怀孕。

高血压

高血压是一种具有遗传倾向的疾病。计划怀孕的女性，尤其是家族有高血压病史者，一定不要忘了检查血压。因为高血压患者怀孕后容易出现妊娠高血压综合征、先兆子痫，甚至出现子痫。此外，患有慢性高血压的孕妈妈在怀孕后期可能很难控制血压的急剧变化，会使胎儿营养供应受到影响，易发生胎盘早剥。

糖尿病

患有糖尿病的孕妇患上高血压的概率是普通人的 4 倍，而且怀孕期间胎儿有可能生长过快，给分娩带来困难。糖尿病孕妇出现流产、死胎，以及发生畸形儿的概率都比较高。病情较轻的糖尿病，通过采用合理的饮食、运动疗法及药物治疗，可在医生的监护下怀孕与分娩。严重糖尿病患者不宜妊娠。

阴道炎

阴道炎患者怀孕后由于激素变化等原因，病情易加重，而且若自然生产，新生儿有被感染的危险。如果女性患有阴道炎，应彻底治愈后再怀孕，孕期也应注意个人卫生和生活护理。

宫颈炎

由于宫颈是精子进入子宫的唯一通道，如果女性患宫颈炎，宫颈内黏液的黏度就会发生改变，可能导致精子很难进入子宫，影响受孕。因此，孕前需要治疗宫颈炎，便于受孕。

盆腔炎

孕前患有慢性盆腔炎，输卵管长时间粘连，变得狭小，甚至闭塞，可能阻碍精子与卵子的相遇，或者使受精卵无法顺利到达子宫腔着床。卵巢功能受到损害后，还会造成月经失调，甚至不孕。因此，女性如果有小腹痛、腰痛等症状要及早去医院检查，若确诊为盆腔炎，一定要在孕前积极治疗。

牙周炎

牙周炎在孕期会加重，但是孕期不能随便用药，会使准妈妈疼痛难忍。而且，牙周的细菌会使淋巴细胞产生众多的炎性因子并进入血液循环，甚至渗入胎盘，可能会使孕妈妈在孕晚期出现强烈的阵痛，从而导致胎儿早产。因此，孕前要做一个全面的牙周检查，如果检查出牙周病要及时治疗。

结核病

结核病在治疗之前不应当怀孕，否则会传染给胎儿，并伴随早产、流产的风险。而如果在孕期服用抗结核药物，势必会影响到胎儿的发育，因此应在孕前进行抗结核治疗，治疗后还应定期进行健康检查，确认完全治愈后才能考虑怀孕。

急性传染病

如果夫妻一方或双方患有急性传染病，如传染性肝炎、病毒性脑炎、麻疹等，暂时不宜受孕，否则容易造成胎儿畸形。

不宜立即怀孕的几种情况

为了孕育健康的宝宝，怀孕之前就要将夫妻双方的身体调整到最佳状态，不能急于怀孕。尤其是当面临以下情况的时候不能立即怀孕。

● 婚礼后不宜立即怀孕。在结婚前后，夫妻双方都为婚事尽力操劳，休息不好、吃不好，精力消耗也很大，会觉得筋疲力尽。研究证明，夫妻的身体和精神状况，会明显影响精子和卵子的质量，并影响到胎儿。

● 口服避孕药的女性最好在停药后经医生诊断可以怀孕时再怀孕。因为口服避孕药中的雌激素和孕激素会对胎儿性器官发育产生不良影响。

● 上节育环的女性取环后要有 2～3 次正常月经后再怀孕。因为上环的女性，无论上环时间长短，节育环作为异物均多少对子宫黏膜等有一定的影响。取环后，必须让子宫黏膜有一个恢复时间。

● 有人流史、早产史的女性至少要等 3 个月后再怀孕。因为人流或早产后，子宫的恢复时间为 3 个月左右。

● 剖宫产后的女性至少要在距此次分娩 2 年以后再怀孕。经历过剖宫产的子宫属于瘢痕子宫，瘢痕处往往厚薄不均，缺乏弹性。如果再次受孕时，受精卵在这里着床，可能会出现自然流产。即使怀孕成功，出现前置胎盘的可能性也很大，而且大部分是完全性前置胎盘。

● 大量饮酒后的女性要过 20 天再怀孕。因为虽然酒精代谢物一般在停饮后 2～3 天排尽，但一个卵细胞至少在体内停留 14 天以上。

● X 线照射后的女性过 4 周后怀孕较为安全。

● 长期服药的女性，由于各种药物的作用、排泄时间以及对卵细胞的影响等各有不同，最好在医生指导下确定受孕时间。

孕前用药注意事项

　　为了确保胎儿健康发育，孕前用药安全问题必须引起夫妻双方的重视。有研究表明，许多药物都会影响精子和卵子的质量，甚至导致胎儿畸形。如果在备孕期服用了某些药物，可能会在怀孕后对胎儿产生不良影响。

　　如果夫妻双方已经有了怀孕的打算，那么在怀孕前3个月左右不宜服用药物和饮酒，尤其是不良反应较大的药物。目前也有专家提倡，在备孕期半年内不宜服用任何药物，维生素类除外。

流产的防治

● 任何药物均需在医生指导下服用。开药时需先向医生说明备孕或已怀孕，让医生酌情考虑。

● 能少用的药物绝不多用；可用可不用的药物，不要用。根据治疗效果，尽量缩短用药疗程，及时减量或停药。但随便自行停药、缩短疗程不可取。

● 必须用药时，应尽可能选用对胎儿无损害或影响小的药物；如因治疗需要而必须较长时间服用某种致畸药物，则应听取医生建议，考虑是否妊娠。对于某些不良反应较大的药物，也应咨询医生，是否需要停用药物一段时间后再考虑妊娠。

● 切忌自己滥用药物或听信"偏方""秘方"，以防发生意外；避免应用广告药品或不了解的新药，尤其不宜滥用保健品。

● 避免服用药物说明上有"孕妇禁服""孕妇慎用""孕妇忌用"字样的药物，如确实需要服用，可咨询医生后再决定。

● 激素、某些抗生素、止吐药、抗癌药、安眠药等都会对女性生殖细胞产生影响，应避免服用。若已服用，应在停药一个月后受孕比较安全。很多药物影响的时间更长，有长期服药史的女性一定要咨询医生，确定安全受孕时间。

- 如患有慢性疾病，长期服用某种药物，停药前需征得医生的同意，并由医生确定安全受孕的时间。

- 如果长期使用避孕药物，应在停药后再怀孕。由于不同药物的影响时间不同，具体情况因人而异，请咨询医生。

- 有些减肥药含有的不良成分可能会导致月经紊乱、排卵异常，影响怀孕，甚至有不良反应，应慎服。

- 慎服中药。许多人始终认为中药性温，补身无害，就随意去药房抓药服用。其实不然。"是药三分毒"，中药也不例外。如需服中药，应在中医师指导下服用。

如果在不知已怀孕的情况下服了药，先不要急着终止妊娠。因为在怀孕期间也有相对服药安全期（停经前三周胚胎未形成以前危险相对较小），而且有些药物对胚胎的影响非常小。这时需要做的是，将用药情况详细告知医生，医生可以根据用药的种类和性质、用药时胚胎发育的阶段、药物用量多少以及疗程的长短等综合分析是否有终止妊娠的必要。

备育期男性用药需谨慎

很多药物对男性的生殖功能和精子质量也会产生不良影响，如抗组织胺药、抗癌药、咖啡因、吗啡、类固醇、利尿药、壮阳药物等。这些药物可能导致胎儿发育迟缓、行为异常、新生儿缺陷等。因此，在女性怀孕前的3个月到半年时间内，备育男性用药也需谨慎，可能的话，最好停用一切药物。

备孕期尽量远离以下药物

激素类	抗癫痫药	避孕药
某些抗生素	抗过敏药	部分寒凉性味和破
止吐药	安眠药	血的中草药
抗肿瘤药	减肥药	

遗传与优生

将亲代的形态结构、生理功能和外貌特征传给后代的现象，称为遗传。优生与遗传关系密切，优生的主要目标是尽可能地防止先天性畸形和遗传病儿出生，以减少遗传病的发病率。

孕前优生咨询

为了生育健康宝宝，建议进行孕前优生咨询，有助于夫妻双方理性而明智地决定孕产计划。

优生咨询指的是医生或者其他专业人员对遗传性疾病、先天畸形患者及其亲属，提出该病症的病因、遗传方式、诊断、预后、防治等相关信息，对胎儿再次发病的风险等问题进行预估和解答，并且根据夫妻双方及其亲属的婚配和生育问题给出建议和指导，从而最大限度地控制不良因素，预防胎儿发育缺陷，达到优生优育的目的。

孕前优生咨询不仅适合有遗传病家族史的夫妇，更适合于广大健康的正处于生育年龄的男女。想要宝宝的夫妻最好进行一次专业的孕前优生咨询，减少不必要的伤害。

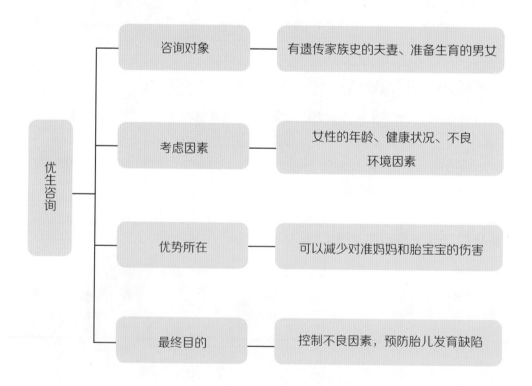

优生咨询
- 咨询对象 —— 有遗传家族史的夫妻、准备生育的男女
- 考虑因素 —— 女性的年龄、健康状况、不良环境因素
- 优势所在 —— 可以减少对准妈妈和胎宝宝的伤害
- 最终目的 —— 控制不良因素，预防胎儿发育缺陷

遗传性疾病的咨询

　　遗传性疾病指生殖细胞或受精卵的遗传物质发生畸变或突变所引起的疾病，可代代相传，如不加以控制，缺陷和疾病势必扩散，影响下一代的身体素质。为了生一个健康、聪明、活泼的宝宝，要通过各种途径来减少或杜绝遗传病患儿的出生。

　　年轻夫妇在准备要宝宝时进行遗传咨询是控制遗传因素的重要一步。

　　遗传咨询是优生工作的重要组成部分，由从事医学遗传学的医生根据医学遗传学的原理，对患有遗传病的患者及其家属提出的有关疾病问题进行解答的过程。咨询的目的是为了在是否应该生育的问题上做出合理的决定。

下列这些人需要做遗传咨询

　▶　近亲婚配必须进行遗传咨询。

　▶　家族成员中或本人有遗传或先天智力低下者。

　▶　反复出现自然流产及闭经不孕的女性，要检查原因，是否有遗传因素的作用。

　▶　有先天缺陷儿或遗传病儿生育史及确诊为染色体畸变的患病史者。

　▶　染色体平衡易位携带者。

　▶　曾发生过不明原因死胎、死产的女性。

　▶　高龄女性（大于 35 岁）。

　▶　性器官发育异常，需确定性别，决定能否结婚及生育。

　　初次咨询时，遗传基因咨询师会问及夫妻双方及各自家族的健康史。夫妻应尽可能带齐相关材料，为整个咨询充分准备。遗传基因咨询师会参考病历资料，提出有建设性的方案。咨询师会参考树状家谱上的直系亲属及其病史，评价孕产的安全和风险，帮助夫妻理性地决定生育计划。

拒绝畸形胎宝宝

常见的致畸因素很多，主要有以下几个方面。

生物因素：包括病毒和寄生虫感染等。如果女性在备孕期感染了这些病毒和寄生虫，极有可能会导致怀孕后早期流产或胎儿畸形。

物理因素：主要指放射线因素。放射线会对夫妻双方的生殖细胞产生不良影响，导致不易受孕，或早期流产，或胎儿畸形。

营养因素：女性应在孕前3个月就开始补充营养，尤其应注重叶酸的补充。服用叶酸，是为了防止营养素的缺乏而导致胎儿畸形。除此之外，女性挑食、偏食等造成的营养不良，也会导致母体各种微量元素的缺乏，从而使胎儿发生神经管畸形。

预防缺陷胎宝宝的具体措施	
进行遗传和优生咨询	有遗传病家族史的夫妻一定要进行遗传咨询，分析这些遗传病是否会影响正常受孕，以及孕后胎儿的正常发育
孕前检查	特别是患有慢性疾病的女性，在准备怀孕之前一定要进行孕前检查，然后根据医生建议，将身体状况调整到最佳状态
服用叶酸	在怀孕前3个月开始坚持每天服用叶酸补剂，但也不可过多，每天400微克即可
戒烟戒酒	烟、酒是造成胎儿智力低下、出生缺陷的重要因素，夫妻双方除戒烟戒酒外，备孕女性还要注意避免吸入二手烟
吃得健康	备孕女性要合理饮食，保证充足营养素的摄入，让胎宝宝健康发育
避免空气污染	备孕女性不要长期暴露在含有大量化学物质或有害物质的环境中。要保证房间通风良好，而且在备孕期间，要远离刚装修的房间

孕前可接种的疫苗

在准备怀孕前，为了预防传染性疾病，最有效的方法是注射疫苗，下面介绍五种女性在孕前可以接种的疫苗。

疫苗名称	接种时间	免疫效果	病毒感染后果	特别提醒
乙肝疫苗	孕前9个月进行注射	免疫率可达95%以上，有效期为5～9年，可在注射后第5～6年加强注射1次	乙肝病毒是垂直传播的，可通过胎盘屏障，直接感染胎儿	如果在打完第三针后还是不能产生抗体或产生抗体很少，最好把注射乙肝疫苗的时间提前到孕前11个月
甲肝疫苗	至少在孕前3个月	接种甲肝疫苗后8周左右可产生很高的抗体，获得良好的免疫力	甲肝病毒可以通过水源、饮食传播。而妊娠期因内分泌的改变和营养需求量的增加，肝脏负担加重，抵抗病毒的能力减弱，极易被感染	怀孕后，孕妈妈抵抗病毒的能力减弱，很容易受到感染，因此注射甲肝疫苗是必要的
流感疫苗	孕前	抗病时间只能维持1年左右	流感病毒会破坏胎儿组织的正常发育，带来致命的损害。被感染的胎儿月龄愈小，出现的危害愈大	女性平时一定要养成锻炼身体的习惯，不断增强体质。疫苗毕竟是病原或降低活性的病毒，虽然有效，但也不是打得越多越好
风疹疫苗	至少在孕前3个月	有效率在98%左右，可达到终身免疫	如果孕期被风疹病毒感染，25%风疹患者会在早孕期发生先兆流产、胎死宫内等严重后果，也可能会导致胎宝宝出生后先天性耳聋	怀孕前未接种疫苗，怀孕早期一旦确定患有急性风疹，一般医生会劝说患者考虑终止怀孕
水痘疫苗	至少在孕前3～6个月	可达10年以上	孕早期感染水痘，可致胎儿先天性水痘或新生儿水痘；怀孕晚期感染水痘，可能导致孕妈妈患严重肺炎，甚至致命	由于对水痘-带状疱疹病毒没有特效药物治疗，主要以预防为主，故育龄女性在怀孕前后应避免接触水痘患者

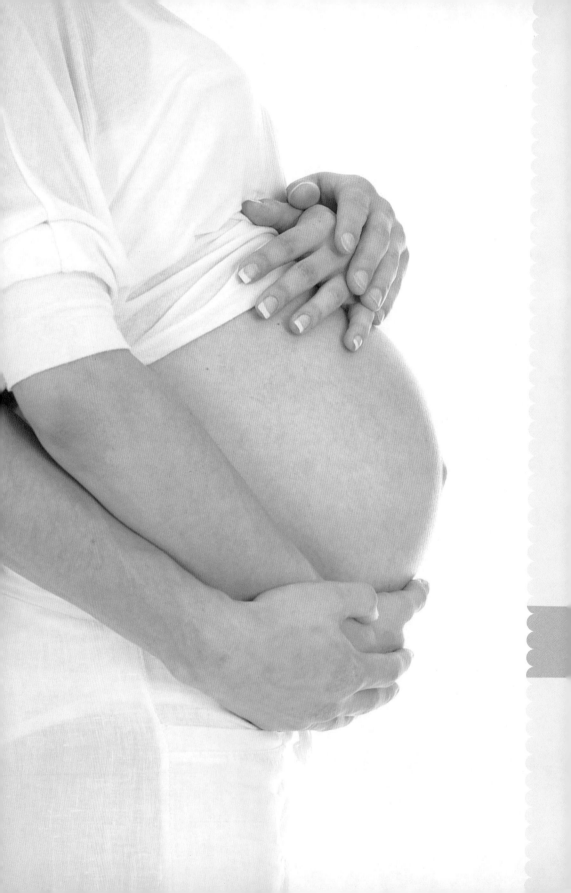

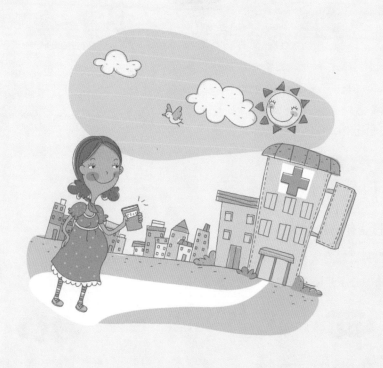

Chapter 2

孕早期，感受初为人母的紧张与幸福

当被告知怀孕的那一刻，你是不是激动得无以言表，激动过后还有些小紧张？那么就请好好享受这紧张又快乐的时刻。因为这可能是人一生中最为幸福的时刻了。尽管你的外表还未能产生大的变化，但从此时开始，你就是一个孕妈妈了。伴随而来的早孕不适可能会让你感到有些担心，但只要多注意平时的饮食、生活习惯，这些不适都会慢慢消失，胎宝宝也会健康、稳步地发育、成长。

一、孕妈妈与胎宝宝的变化

恭喜，你怀孕了！尽管在孕早期，你的外表可能变化不大，但随着胎宝宝的驻扎和成长，早孕反应的出现，许多孕妈妈开始发现一个与以往不同的自己，你可能会感到有些困惑，但这一切改变都是为了孕育宝宝而准备。因此，孕妈妈应试着放松心态，好好与身体相处。

孕1月(1～4周)

孕妈妈的变化

虽然身体还没有太大的变化，但已经开始准备孕育新生命了。因此，请放松心情，以悠闲愉快的心态迎接宝宝吧！

第1周

医生根据末次月经的第1天来确定怀孕期，因此，在孕第1周，夫妻实际上还处在怀孕前的准备阶段。

第2周

月经周期进入第2周，在卵巢中开始孕育一个成熟的卵子，等待精子的到来。排卵的时间通常在下次月经到来之前的第12～16天。此时，阴道分泌物开始增多，且无色透明。

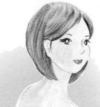

第3周

卵子和精子在上周末或本周结合，形成一个独特的细胞，这个细胞将发育成胎儿。此时，孕妈妈正式怀孕了。

第4周

此间孕妈妈可能会出现轻微的流血现象，但这不是月经来潮，是由于受精卵着床后引起的出血。一些孕妈妈还会感觉全身乏力、持续低热，这表示小宝贝成功"安营扎寨"了。

胎宝宝的变化

随着"幸福工作"的完成，胎宝宝已正式扎根在孕妈妈的体内，虽然现在还感觉不到也看不到，但它确已存在。

第1周*

此时，孕妈妈还在月经期，胎宝宝还不存在，只是以卵子和精子的"前体"状态，分别存在于孕妈妈和准爸爸的体内。

第2周

本周胎儿依然不存在，孕妈妈的卵巢开始孕育并排出卵子。直至本周末前后，精子和卵子相遇，在输卵管中结合受精，并形成大小约0.2毫米的受精卵，生命的历程便开始了。

第3周

本周受精卵会缓慢地朝子宫前进，并反复地进行细胞分裂。几天后，受精卵会到达子宫，并在子宫内膜着床，这时受精卵才真正安顿下来，有规律地发育。

第4周

受精卵完成着床后，会在肥厚松软并富有营养的子宫内膜继续分化成长。在未来的几周内，胚胎细胞将以惊人的速度进行发育和成长。一部分形成脐带、羊膜、卵黄囊和绒毛膜，另一部分分化为三个细胞层，这三个细胞层每一层都将形成身体的不同器官，并最终分化成一个完整的人体。

*本书按一般惯例将末次月经的第1天作为怀孕的第1天，即怀孕第1周的开始。怀孕通常发生在月经后的2周，因此胎宝宝的发育比实际孕周要小2周。例如若末次月经是12周前，可推断怀孕12周，但胎宝宝实际上只有10周大。

孕2月 (5~8周)

孕妈妈的变化

月经推迟了，总感觉恶心想吐，身体也变得懒懒的。"我怀孕啦？"许多孕妈妈到了此时才惊觉，原来自己怀孕了。

第5周

一向准时的月经推迟了，心情是欣喜还是紧张？不妨先购买早孕试纸在家自测一下吧！一旦证实怀孕，要在经期过后2周抽空到医院妇产科确诊和检查。

第6周

大部分孕妈妈开始有怀孕的感觉了，由于激素的作用，会感觉到胸部胀痛、乳房增大变软、乳晕小结节突出且颜色加深，乳头变得更加敏感。

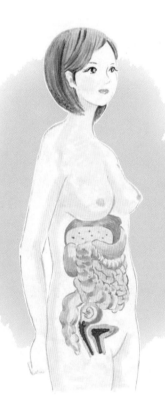

第7周

早孕反应越来越明显，孕妈妈可能会时常感觉困倦、尿意频繁，常常在早晨起床后感到恶心或频繁呕吐；可能会出现头晕、食欲不振、讨厌油腻食物等现象；也可能会突然食欲大增，非常想吃某种东西。很多孕妈妈还会出现情绪多变的现象。

第8周

虽然肚子还没有变大，但由于胎宝宝一直在成长，所以子宫会变得比之前大。子宫成长时，腹部会感觉有些痉挛，甚至瞬间剧痛。另外，孕妈妈会对气味越来越敏感，胃也变得"敏感娇弱"起来。

胎宝宝的变化

孕 2 月是胎宝宝开始形成一些主要器官的重要时期。不管是心、脑、脊髓、肝、肾，或是眼部、耳朵的神经，都在快速地发育。

第 5 周

小胚胎形成了，长约 0.6 厘米，有苹果籽那么大，看起来就像个"小海马"。胎宝宝的中枢神经系统开始发育，脑与脊髓开始形成，肝脏、肾脏也开始发育。胎宝宝的心壁正在形成，心脏将在本周末开始跳动。

第 6 周

本周小胚胎生长得非常迅速，心脏已经开始有规律地跳动，包括肝脏、肾脏等在内的主要器官继续发育，连接脑与脊髓的神经管闭合，胎宝宝的头部开始成形，四肢的变化也越来越明显。现在胎宝宝已经开始有了自己的血液循环，形成胎盘雏形。

第 7 周

胎宝宝的中枢神经以惊人的速度发育，头部几乎占据身长的1/2。背部有一部分呈深色，以后会发育成脊髓。能区分出头、身体、胳膊和腿。到本周末，胚胎的大小约为 1.2 厘米，看起来有点"人形"了。

第 8 周

胎宝宝的大部分内脏器官，如心、脑、肝、肾、肺的发育已经初具规模。面部特征开始发育，眼睑开始出现褶皱，鼻子也渐渐挺起，牙齿和下巴开始发育，耳朵也在成形。胎盘和脐带形成，手指和脚趾间可见少量蹼状物，并会做伸腿、抬手、移动双臂等动作，尽管孕妈妈可能还没有什么感觉。

孕3月(9~12周)

孕妈妈的变化

孕3月是孕妈妈孕育胎宝宝非常关键又辛苦的一个月,尤其在孕3月的前2周,妊娠反应最为厉害。过了这一阶段,妊娠反应一般会随着孕周的增加而逐渐减轻。

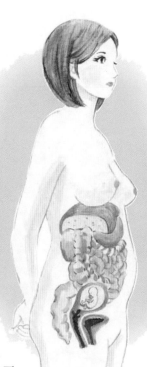

第9周

子宫已经增大近2倍,乳房也更加膨胀,乳头和乳晕颜色加深,现在孕妈妈需要使用新的且更为舒适的胸罩。

第10周

可能从上个月就开始出现的孕吐、尿频、疲倦等,在这段时间会进入高峰期。孕妈妈的情绪也会更加不稳定,变得烦躁易怒,这些都是激素"闹"的,是胎宝宝发出的"存在信号"。

第11周

早孕反应开始减轻,食欲开始增加,在这期间,孕妈妈体重增加1千克左右是正常的。不过,有部分孕妈妈会因为孕早期的呕吐,体重反而减轻。

第12周

大多数孕妈妈的孕吐已经缓解并逐渐消退,疲劳嗜睡阶段也已经过去。这时可以时常真切地感觉到胎宝宝的存在,有时候还会无意识地抚摸它,和它交流。孕妈妈脸和脖子上可能会出现些许黄褐斑,小腹部从肚脐到耻骨会出现一条垂直的黑褐色妊娠线,这些都是孕期正常现象,胎宝宝出生后就会逐渐消退。

胎宝宝的变化

　　到上个月为止一直被称为"胚胎"的胎宝宝，从孕3月开始就可以叫做"胎儿"了。随着骨头与肌肉的快速成长，也渐渐看得到手指头和脚趾头了。另外，心脏、脑、肝脏、肺、肾脏等脏器基本上都已经成形。

第 9 周

　　胎宝宝的小尾巴消失，身形变得像个人了。四肢生长得非常迅速，手指和脚趾基本发育完毕。眼皮几乎覆盖了双眼，鼻子已经成形。

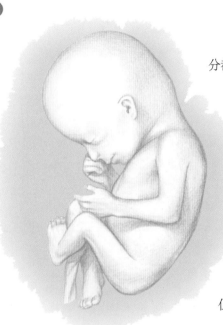

第 10 周

　　现在胎宝宝身体所有部分都已经"初具规模"，脑发育非常迅速，眼睛和鼻子清晰可见，小小的牙蕾正在牙龈中形成。胎宝宝的手腕和脚踝已经形成，能分辨出手指和脚趾，大部分关节也形成了。生殖器官开始形成，但还不能辨别胎儿性别。

第 11 周

　　在本周末，胎宝宝的身长长到约7厘米，增加了近一倍，其中头占据了身长的大部分。肝、肾、肠道、脑、肺等主要器官已经形成，并开始发挥作用。虽然还在孕早期，但胎宝宝的四肢已经能在羊水中自由地活动了，还能进行打哈欠、吸吮、吞咽等动作。

第 12 周

　　手脚上的蹼状物消失，手指和脚趾已经分开，毛发和指甲正在生长，骨头仍在继续硬化，生殖器官开始呈现出性别特征。这时胎宝宝已经能做许多令人惊奇的动作了，比如移动脑袋、胳膊、手指和脚趾，做微笑或是皱眉头的表情。

二、必不可少的产检

为了生育一个健康的宝宝，也为了解孕妈妈在孕期的身体状况，孕妈妈必须定期做产检。孕早期需要做哪些检查，在什么时间做，这些问题是孕妈妈们需要提前知晓的。下面介绍一些孕早期可选的检查项目以供参考，具体检查请参考正规医院医生的建议。

孕早期产检安排一览表

孕期检查一般要求做 9 ~ 15 次。初次检查在怀孕 4 ~ 8 周进行，然后孕 28 周前每个月做 1 次，孕 28 ~ 36 周每 2 周 1 次，孕 37 ~ 40 周每周 1 次。孕早期检查应从疑似怀孕到医院验孕开始。以下是孕早期产检时间及项目安排。

孕早期产检时间及项目安排

产检周数	常规检查及保健	备查项目
孕 0 ~ 5 周	疑似怀孕，到医院验孕	B 超检查（出现腹痛、出血等异常情况时）
孕 6 ~ 13^{+6} 周	建立妊娠期保健手册 确定孕周、推算预产期 评估妊娠期高危因素 血压、体重指数、胎心率 血常规、尿常规、血型（ABO 溶血和 Rh）、空腹血糖、肝功能和肾功能、乙型肝炎病毒表面抗原、梅毒螺旋体和人类免疫缺陷病毒（HIV）筛查、心电图等	丙型肝炎病毒（HCV）筛查 地中海贫血和甲状腺功能筛查 宫颈细胞学检查 宫颈分泌物检测淋球菌、沙眼衣原体和细菌性阴道病的检测 B 超检查，妊娠 11 ~ 13^{+6} 周 B 超测量胎儿 NT 厚度 妊娠 10 ~ 12 周绒毛活检

孕早期产检安排重点

　　孕早期产检的重点在于确定是否怀孕和排除异常妊娠的情况，以下常规检查是必须要做的，特殊检查项目则需根据孕妈妈的实际情况和医生的建议合理选取。

孕早期检查项目及其意义

	检查项目	检查意义
常规检查	体重	体重超标或体重过低都不好，怀孕前 3 个月以内增加 2 千克左右为标准值
	血压	检查是否患有高血压或低血压，正常血压标准为 110 ~ 140/60 ~ 90 毫米汞柱（1 毫米汞柱≈133 帕）
	尿常规	了解肾脏情况，正常情况下尿蛋白及酮体均为阴性
	血常规	检查有无贫血，血红蛋白指数正常值为 110 ~ 160 克 / 升
	乙肝五项	检查是否感染乙肝病毒，及时进行母婴阻断。乙肝五项全部阴性；表面抗体阳性，其余为阴性；表面抗体阳性、核心抗体阳性，其余为阴性；以上 3 种结果均属正常
	肝功能	有无肝肾疾病和损伤
	TORCH 检查	检查结果均是阴性为正常
	人绒毛膜促性腺激素（HCG）	检查胚胎发育情况，孕早期随着妊娠进展，HCG 含量应该逐渐增高。对于多胎妊娠、宫外孕、葡萄胎、某些内分泌疾病或肿瘤等导致的异常妊娠等情况，将 HCG 值结合临床情况及其他检查结果综合分析，往往可以得出正确判断
	B 超	检查胎囊（即孕囊）位置及大小、胎心和胚芽；监测有无胎心搏动及卵黄囊，是宫内妊娠还是宫外妊娠，是否有先兆流产或胎儿停止发育等情况，及时排除异常妊娠
特殊检查	艾滋病病毒检测	对是否感染艾滋病病毒进行检测，及早发现并采取措施，有助于阻断病毒通过胎盘或产道传给胎儿
	微量元素检查	铁、铜、锌、碘、铬等微量元素在人体内的含量极少，但它们有参与体内各种酶或激素的合成、调节人体各种生理功能的作用；缺乏微量元素，会影响胎宝宝的体重增长
	NT 检查	早期排畸检查，即胎儿颈后透明带厚度检查。厚度在 2.2 ~ 3.0 毫米为正常，大于 3.0 毫米为异常，有可能出现唐氏综合征患儿

三、日常生活细安排

怀孕前 3 个月是整个孕期中需要重点防护的时期。因为这一阶段，受精卵虽然已经着床，但是情况并没有稳定下来，加上母体正在努力适应怀孕的状态，因此孕妈妈生活上的细节对于胎宝宝的健康来说非常重要，需要特别关注。

远离辐射

研究表明，孕早期的女性如果每周在电脑前工作 20 个小时以上，流产率会增加，畸形胎儿的出生率也会升高。因此，在孕早期，孕妈妈应尽可能远离手机与电脑等辐射源。特别是怀孕的前三个月，胎儿器官处在形成阶段，更应注意。长期在电磁辐射环境下工作的孕妇，即使顺利产下婴儿，婴儿的体质和智力也可能受到损害。一般来说，孕妈妈可以通过以下方法远离家电产品电磁辐射。

● 研究发现，手机在拨通、接听瞬间产生的电磁波最强，这些时候应该让手机远离身体。

● 电脑显示屏背面与两侧产生的电磁波比正面强，孕妈妈应与电脑显示器背面保持 1 米以上的距离，与正面保持 70 厘米以上的距离，使用后尽量远离。

● 孕妈妈最好不要使用电热毯。

● 孕妈妈应与烤箱、烤面包机保持 70 厘米以上的距离，与运作中的微波炉保持 2 米以上的距离。

● 若屋外有电缆线通过，应尽量将床放置在距离电缆线最远的地方。

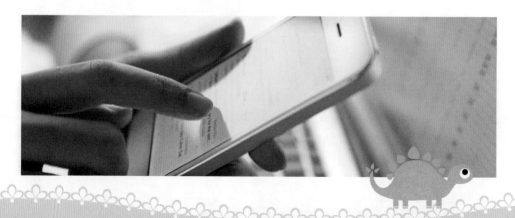

保证睡眠

很多孕妈妈在怀孕后的最初一段时间内，都会感到身体疲劳、浑身无力，总是想睡觉。然而，由于身体的原因，孕妈妈又很少能睡得安稳。尤其是早孕反应严重的孕妈妈，睡眠质量更差。睡眠不足的孕妇，白天更容易疲惫、烦躁、注意力难以集中，对孕妈妈和胎宝宝的健康都会有所影响。

孕妈妈应努力保持规律的作息，保证睡眠时间和睡眠质量。一般来说，孕妈妈应保证每晚 8 小时左右的优质睡眠，可以从以下几个方面来改善睡眠质量。

 早睡早起，不熬夜

日出而作、日落而息的生活方式对现代人来说似乎难以实现，但孕妈妈仍要养成良好的睡眠习惯，早睡早起、不熬夜，以保持充沛的精力。

 放松心态，保持情绪平稳

睡觉之前，将大脑中的思绪清空，不要胡思乱想，可以听一些轻柔、舒缓的音乐，放松身心。注意听音乐的时间不要太长，以免引起反效果。

 睡前喝杯牛奶

牛奶含有色氨酸，是大脑合成 5- 羟色胺的主要原料，而 5- 羟色胺能让人产生睡眠的欲望。同时，牛奶中的钙还能消除人体的紧张情绪，对神经衰弱者有益。

 散步与午睡

早晨起来以后开窗通风，或者到小区里散散步，呼吸新鲜空气，都是有益身心健康的。如果白天感到疲惫，不妨在中午睡个舒舒服服的午觉。

吸烟和被动吸烟都不好

　　资料表明，孕妈妈吸烟极易造成流产、早产、死胎，还容易发生各种围产期合并症。孕期每日吸烟不超过 1 包者，其胎儿在围产期死亡率比不吸烟者增加约 20%；每日吸烟超过 1 包者，其胎儿在围产期死亡率增加近 35%。

● 　孕妈妈在妊娠早期吸烟，香烟中的尼古丁等有害物质可以使体内的孕酮分泌减少，影响子宫内膜的脱膜反应，使胚胎发育不良而引起流产。

● 　长期吸烟的女性在妊娠晚期容易并发胎盘早期剥离、前置胎盘、出血、羊水早破等，分娩的婴儿体重大多低于正常婴儿（一般比不吸烟的母亲生的孩子体重平均低 200 克），其身高、头围、胸围等也小于正常婴儿，还可能出现智力发育迟缓，记忆力、理解力较差等情况。

● 　孕期大量吸烟可导致胎儿先天性心脏病、腭裂、兔唇、痴呆以及无脑儿等畸形。

　　孕妈妈吸烟对母体和胎儿的危害都很大，所有的孕妈妈都应禁止吸烟，最好在怀孕前就开始戒烟。

　　除了不能吸烟之外，孕妈妈还应尽量减少摄入二手烟。国外有研究表明，一个家庭里丈夫抽烟，妻子不抽烟，妻子罹患肺癌的概率比丈夫高 1 ~ 3 倍。二手烟可能增加孕妈妈患胃病的概率，还可能会引起厌食情绪。烟雾中的尼古丁可以引起子宫动脉收缩，可能导致胎儿氧气不足、营养不良。

　　每一位孕妈妈都应学会拒绝二手烟的危害。准爸爸或其他家人如果有吸烟的习惯，也应该把烟戒掉，至少不要在家里吸烟。职场准妈妈没有办法回避二手烟时，应尽量多开窗转换室内空气，有条件的话，要尽量坐到空气流通的地方。

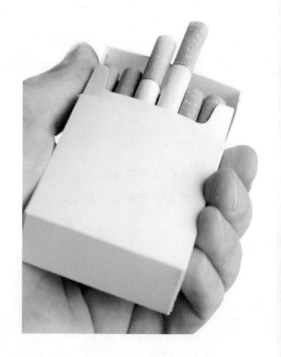

养宠物注意点

一般在动物身上都会隐藏着一种肉眼看不见的小原虫——弓形虫，这种原虫寄生到宿主身上后，会引起弓形虫病。正常人感染弓形虫大多不会表现出症状，只有少数人会出现低热、流鼻涕等症状，并且可以自愈。但是如果怀孕女性在孕早期感染这种寄生虫，很可能会传染给尚处于胚胎状态的胎儿，引起死胎、流产、死产或畸形儿等严重后果。

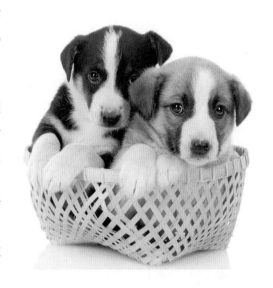

猫科动物是弓形虫的最终宿主，虫卵随其粪便排出。因此，猫的粪便最容易传播弓形虫病原体，一只猫一天的粪便可以排泄数以万计的弓形虫卵囊。除此之外，通过接触猫的唾液、痰，饮用受污染的水，抑或食用受污染的食物，都可能被感染。

因此，孕期饲养宠物就要特别注意自身和宠物的卫生问题。

● 在计划怀孕前，带宠物去检查一下弓形虫病原体，防患于未然。

● 减少宠物在外游荡以及与其他动物接触的机会，特别注意不要让宠物在外面吃不干净的食物。如果是自己动手替宠物清洁，最好事先戴上手套，用完的手套也要第一时间彻底清洁或者丢弃。完成清洁或喂食的工作后，一定要马上洗手。

● 准妈妈最好不要处理宠物的粪便。准妈妈如果要自己清理，最好戴上手套，并且事后洗手。

● 尽量避免接触来路不明、卫生状况不明的小动物。

避免烫染头发

在决定烫发、染发之前，孕妈妈一定要慎重考虑。因为烫染发所用的药水里面往往含重金属，可能通过母体血液循环致胎儿畸形。

正常人也可能因烫发或染发出现药物引起的皮肤过敏反应，女性在怀孕后，体内的激素平衡会发生一系列变化，让女性的皮肤变得异常敏感，更容易引发不良反应。早孕反应强烈的孕妈妈在闻到药水味之后，可能出现身体不适。同时，孕早期的胎儿正处在器官发育的重要阶段，烫染发的药物不良反应极有可能影响到胎儿的正常发育。

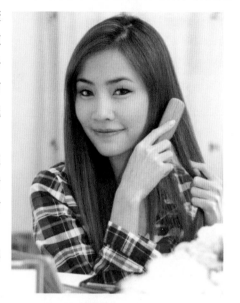

另外，在美容美发机构烫染头发时，往往需要好几个小时的时间，保持长时间的坐姿对孕妈妈来说是一件辛苦且不健康的事情，有可能造成腰痛、水肿等不良状况。

烫染头发对母体健康和胎儿的发育影响都很大，孕妈妈最好不要烫染头发。

孕期用药需谨慎

孕期用药一定要谨慎，包括一般的保健品、滋补药等，如果必须用药，一定要在医生的指导下服用。孕期用药的合理性，不仅关系到母体的生命安全，还对胎儿的正常发育和健康成长有着十分重要的意义。

妊娠后，由于孕妈妈体内酶的改变，对某些药物的代谢过程有一定的影响，药物不易解毒和排泄，有蓄积性中毒的危险。在孕早期胎儿器官形成的关键时期，药物可通过母体血液渗入胎盘，直接影响到胎儿，也可以通过母体发生变化而间接影响胎儿，增加致畸风险。

不过，药物在怀孕早期对胎儿的影响也不是绝对的。在孕早期，药物对胎儿有一个致畸敏感期，即受精后 3 ~ 8 周（停经 5 ~ 10 周）。在此期间内，正是胚胎各器官分化形成时期，极易受药物等外界因素影响而导致胎儿畸形。而在受精后的 1 ~ 2 周，药物对胚胎的影响是"全或无"。也就是说，要么会因为药物的影响直接导致流产，要么不会对胎儿产生影响。因此，如果在不知道是否怀孕的情况下服用了某种药物，不必过于担心，也不必急于做流产手术，应参考医生的意见谨慎选择。

目前，评价药物对孕妇和胎儿的危害程度时，主要依据的是美国食品和药品管理局（FDA）颁布的标准。

▶　A 级：经临床对照观察，未见对胎儿有损害，是最安全的一类。

▶　B 级：动物试验中未见对胎畜有损害，但尚缺乏临床对照观察资料；或动物试验中观察到对胎畜有损害，但临床对照观察研究未能证实。

▶　C 级：动物实验和临床对照观察资料皆无；或对动物胎畜有损害，但缺乏临床对照观察资料。这类药物的选用最为困难，而妊娠期很多常用药物都属于此类。

▶　D 级：已有一定临床资料说明药物对胎儿有损害，但临床非常需要，又缺乏替代药物，此时可权衡其危害性和临床适应证的严重程度做出决定。

▶　X 级：动物实验结果和临床资料说明对胎儿危害性大，一般已超出治疗应用所取得的有利效益，属于妊娠期禁用的药物，如抗癌药物、性激素（雌激素、合成孕激素）等。

A、B 级药物属于对胎儿和孕妇没有或几乎没有危害的药物，孕期一般可安全使用，如多种维生素类和钙制剂，以及一些抗生素，如青霉素、头孢类等。C、D 级药物对胎儿有危害（致畸或流产），但对孕妇有益，须权衡利弊后慎用，如一些抗生素、激素类药物。

但是，A、B 级药品也不能保证绝对安全，因为孕妈妈本身存在个体差异。此外，由于受基础和临床研究条件限制，还有很多药品尚未分级。

孕早期运动要有"度"

运动可以帮助消化、促进血液循环、调节心情，利于优生。在身体允许且医生同意的情况下，孕妈妈在孕早期可适当进行一些缓和的运动，如散步、慢跑等。不过，由于妊娠的不稳定性，在孕早期，孕妈妈的运动需格外小心，一些过于激烈的运动是绝对不能做的。而且，运动一定要根据孕妈妈的实际情况而定。

这一阶段的运动一般以孕妈妈不感到疲劳为度，可将在运动停止15分钟内心率能恢复到运动前水平作为衡量运动量是否合适的标准。在运动时，脉搏不要超过140次/分，体温不超过38℃，时间以30～40分钟为宜。运动开始时要根据自己感觉的舒适度及时调整，找到适合自己的一系列运动组合。

一般来说，在所有运动中，散步是最缓和、最适合孕早期孕妈妈的运动。如果孕妈妈以前有散步习惯，那么只要坚持这种运动方式即可。如果以前不是很喜欢散步，也可慢慢开始，以轻缓步行20～30分钟让自己的身体慢慢活跃起来。散步时，不要走得太急，要放松步伐，慢慢走，不要使身体受到震动，孕早期尤其需要注意这一点。

日常的家务，如擦桌子、扫地、洗衣服、买菜、做饭等都可以作为孕早期的运动来做。但如果妊娠反应严重，呕吐频繁，就要适当减少家务劳动。

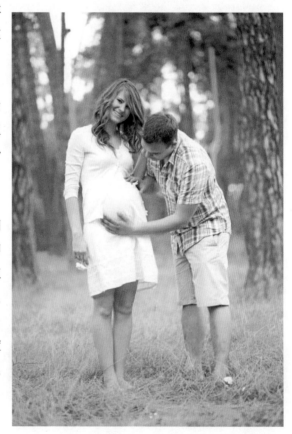

如果在运动中出现头晕、气短、宫缩频率增加，某个部位疼痛，阴道突然有血丝或大量出血，要立即停止运动，向医生咨询情况是否正常，是否适合继续运动。患有心脏病、泌尿系统疾病，曾经有过流产史，患有妊娠高血压者，则不适合强度较大的运动。较剧烈的动作，如跳跃、扭曲、快速旋转等运动都不宜进行，以免引起流产。

上下班要注意安全

孕期坚持工作，对于孕妈妈来说有缓解妊娠反应、减少致畸幻想、保持良好心态、促进胃肠蠕动、减少便秘发生，以及利于分娩、易于产后恢复等诸多好处。只是孕期坚持上班的孕妈妈在上下班途中需要格外注意交通安全。上班路途近的话（2000 米以内），最好是放松地步行，这样可以保证适量的运动。走在街上以及过马路时要格外小心，能让就让，宁慢三分，不抢一秒，安全第一。

如果路远，有人开车接送是最好的。如果孕妈妈自己开车，应尽量避免紧张、焦虑等不良情绪，否则会不利于胎儿的生长发育。现在路上车多、人多，路况比较复杂，一旦遇到紧急刹车，很容易冲撞到腹部，引起早期流产，孕妈妈应多加注意，遵循"孕期开车安全守则"。

- 避免长时间驾车

- 不要在高速公路上行驶

- 时速不要超过 60 千米 / 时

- 绑好安全带

- 孕 32 周以上的孕妈妈最好不要开车

- 只在熟悉的路线上行驶

- 车内禁止吸烟

- 高峰期尽量少开车

孕早期骑自行车应注意安全，避免摔倒。可以乘坐公交车和地铁，但如果太过拥挤就等下一趟，以免腹部受到挤压。为了错开高峰期，不妨早点出门。雨雪天和上下楼梯时都要小心，避免摔跤。不要跑着赶车或疾走，为了胎儿还是慢一点好。

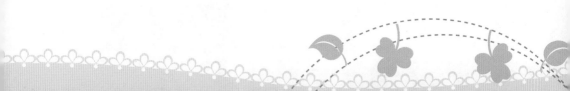

了解你的"孕期特权"

对于大多数孕妈妈来说，怀孕是一个辛苦的过程，孕早期还会出现早孕反应，即恶心、呕吐、眩晕等症状。为了获得应有的照顾和支持，孕妈妈可以行使自己的"孕期特权"。

让准爸爸分担家务

准爸爸要多做家务，尽量减轻孕妈妈的家务负担，特别是粗活、重活。

打扫屋顶、擦拭衣柜、在柜顶取放东西等需要登高的家务活，一律交给准爸爸。

晾衣服属于比较花费力气的向上伸展的运动，如果长时间做也容易造成流产，可以交给准爸爸来做。

需要搬动沉重的物品时，让准爸爸去做。

寒冷的刺激容易使孕妈妈流产，因此，需要长时间接触凉水的活、需要长时间待在寒冷的地方才能完成的活都可以交给准爸爸来做。

地毯中容易隐藏螨虫、杂物碎屑、农药及防腐剂残留、铅、镉等有害物质，会使胎儿畸形或导致流产，因此，清洁地毯的工作可以让准爸爸来做。

擦地、庭院除草等需要长时间弯腰或下蹲的家务活由准爸爸代劳。

受到更多的关心和体贴

此时的孕妈妈可能一下很难适应怀孕所带来的各种生理变化，情绪波动很大。因此，准爸爸及其他家人要比以前更爱护、体谅孕妈妈，不惹她生气，更不能乱发脾气，而要多慰藉孕妈妈，保证她有一个良好的心态。

受到情绪上的照顾

一般来说，怀孕初期孕妈妈容易急躁，常常不容易克制自己的情绪。遇到这种情况，准爸爸就要体谅孕妈妈，做到心甘情愿的"忍气吞声"，时时笑脸相迎、和颜悦色，说话语气和缓。如果有不同意见时，也不要高声喊叫，不能让孕妈妈怒气冲冲，以免影响腹中胎儿的生长发育。

为了让孕妈妈能够拥有良好的情绪，准爸爸需要努力营造一个温馨的家庭氛围。要多陪妻子散散步、聊聊天等。

多吃些营养美食

受早孕反应的影响，孕妈妈很容易产生呕吐、反胃等症状，从而影响食欲。为了胎儿的健康成长，就需要多吃些营养丰富又美味可口的食物。这就需要准爸爸尽自己所能给孕妈妈做几道拿手好菜，以增进她的食欲，合理地为孕妈妈补充营养。

拒绝亲密行为

怀孕早期，胎盘还没有发育完善，是流产的高发期。此时，孕妈妈可以拒绝与准爸爸的亲密行为。因为当女性处于性高潮时，会有强烈的子宫收缩，这样会增加早期流产的危险。特别是有过流产史的女性，孕早期应禁止性生活。

不宜入住新装修的房子

孕早期是胚胎神经系统发育的关键时期，容易受到外界环境的影响。孕妈妈的居住环境要尽可能温馨、舒适一些，尽量避免环境中的各种有毒、有害物质。

孕妈妈不宜入住新装修的房子。装修材料中的有害物质，如甲醛、苯、甲苯、乙苯、氨等无法在短时间里完全挥发掉，对孕妇的健康极为不利。这些有害物质还会增加胎儿先天性畸形、白血病的发病率。如果怀孕前后一定要装修房子，也要选择真正环保、无污染的装修材料。装修完之后至少闲置3个月的时间再考虑入住。有条件的话，可以在装修好之后请卫生防疫部门进行甲醛检测。

另外，购买家具时也要确认环保。如果适逢孕期购买新家具，要尽量买真正的木质家具，选择环保性较强的材质。

四、营养与饮食齐关注

准妈妈在怀孕后需要及时调整自己的饮食结构，一是为胎儿发育提供充足的营养，二是通过饮食调整身体内部的环境，为顺利度过孕早期，安全过渡到相对平稳的孕中期打下基础。

孕1月营养与饮食指导

孕妈妈对营养的摄入直接影响着胚胎发育的质量，可以说孕妈妈早期的营养补充是胎宝宝发育的关键。在怀孕的第一个月，要结合受孕的实际生理特点进行科学的饮食安排，而不是盲目进补。

本月饮食原则

多吃蔬菜水果

怀孕后每天最好都吃一些新鲜蔬菜和水果。深色绿叶蔬菜能够提供叶酸和B族维生素，柑橘类水果能够提供丰富的维生素C，利于骨骼、血管等的生长，同时对胎儿神经系统的发育有着重要的作用。胡萝卜、红薯中含有的胡萝卜素有助于胎儿视力和各种组织的发育。

平时吃蔬菜水果较少、比较爱吃肉的孕妈妈，为了胎宝宝的健康，也应该把蔬菜水果列入菜单，最好每天都有所补充。

适当吃些粗粮

孕妈妈的饮食应注意粗细搭配，适当食用粗粮。粗粮主要包括谷类中的玉米、紫米、高粱、荞麦，以及豆类中的黄豆、青豆、红豆、绿豆等。由于加工简单，粗粮保有许多细粮没有的营养，含有比细粮更多的蛋白质、维生素、矿物质及膳食纤维，粗粮还含有较多的微量元素，对孕妈妈和胎宝宝十分有益。但是粗粮也不宜一次吃太多，以免影响消化和吸收。

多喝水

怀孕前后都应该多喝水，孕早期更应注意多喝水，千万不要等到口渴了才去喝水。水可以通过血液把营养带给胎儿，可以防止孕期膀胱感染，预防便秘，防止痔疮。孕早期喝水还可以缓解孕吐。

必需营养素

蛋白质

为了保证营养需求，孕早期的蛋白质供给不仅要充足，还要优质。因为孕早期胚胎的生长发育、胎盘的增长、羊水的生产、母体需求量的增大等都需要蛋白质的补充。如果蛋白质摄入不足，可能导致孕妈妈免疫力下降，造成贫血和营养不良，进而使胚胎发育不良。因此，孕早期要保证优质蛋白质的摄取。

脂肪

脂肪是孕妈妈体内不可缺少的营养物质，可促进脂溶性维生素的吸收。此外，脂肪还有保护皮肤、神经末梢、血管及脏器的作用。一般人体摄入的脂肪有动物性脂肪和植物性脂肪两个来源。

碳水化合物

碳水化合物主要来源于主食。女性怀孕之后代谢增加，心肌收缩力、脑力活动和红细胞代谢等都要依靠葡萄糖提供能量。孕早期必须保证每日摄取不低于150克的碳水化合物（约合谷类200克），以保证母体与胎儿的能量需求。如果没有摄入足够的碳水化合物，会对胎儿早期脑发育造成不良影响。

叶酸

孕早期是胎儿器官系统分化、胎盘形成的关键时期，细胞生长、分裂十分旺盛。此时叶酸缺乏可导致胎儿神经管畸形，发生唇裂或腭裂，甚至出现无脑儿、先天性脊柱裂等。除了多吃富含叶酸的食物之外，还可以服用叶酸补充剂。女性在孕早期，每天宜补充400微克的叶酸。

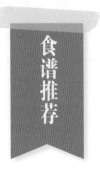

食谱推荐

芦笋虾仁粥

原料： 水发大米 100 克，芦笋 85 克，虾仁 70 克，姜丝、葱花各少许。

调料： 盐 3 克，鸡粉 2 克，胡椒粉、水淀粉、芝麻油各适量。

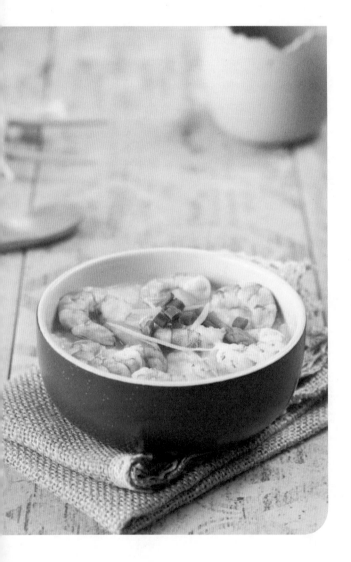

做法：

1. 芦笋切成段，虾仁切开，去除虾线，装入碗中，放入少许盐、鸡粉、水淀粉，拌匀，腌渍约 10 分钟。

2. 砂锅中注入清水烧开，倒入洗净的大米，搅拌匀，煮沸后用小火煮 30 分钟，至米粒变软。

3. 揭盖，撒姜丝，倒入腌渍好的虾仁，搅拌匀，略煮至虾身弯曲，放入芦笋，拌匀。

4. 用大火煮至食材熟透。

5. 加盐、鸡粉、胡椒粉，倒入少许芝麻油，拌匀调味，续煮片刻，至调味料溶于粥中。

6. 关火后撒上葱花即可。

扫一扫·轻松学

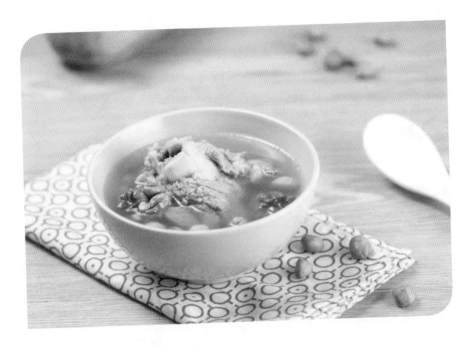

核桃花生猪骨汤

原料： 花生 75 克，核桃仁 70 克，猪骨块 275 克。

调料： 盐 2 克。

扫一扫·轻松学

做法：

1. 锅中注入适量清水烧开，放入洗净的猪骨块，氽片刻。

2. 关火后捞出氽好的猪骨块，沥干水分，装入盘中，待用。

3. 砂锅中注入适量清水烧开，倒入猪骨块、花生、核桃仁，拌匀。

4. 加盖，大火煮开后转小火煮 1 小时至熟。

5. 揭盖，加入盐，搅拌片刻至入味。

6. 关火后盛出煮好的汤，装入碗中即可。

孕 2 月营养与饮食指导

怀孕 2 个月是胎儿器官形成的关键时期，倘若营养供给不足，孕妈妈很容易发生流产、死胎或胎儿畸形。孕妈妈要尽量均衡营养，做到不挑食、不偏食。注意摄入含有适量的蛋白质、脂肪、钙、铁、锌、磷、维生素等的食物，确保胎宝宝的正常发育。

本月饮食原则

注重饮食质量

妊娠早期，正是胚胎各器官形成和发育的阶段，需要包括蛋白质、脂肪、碳水化合物、矿物质、维生素和水在内的全面营养素。因而孕妈妈不可偏食，也不要因妊娠反应而过少进食。为了适应妊娠反应的特点，应依照孕妈妈的口味，在饭菜调味上尽量适口，以求能吃多少就尽量吃多少，尽量进食，以便满足胚胎发育所需的各种营养。

饮食应多样化

为了提供给胎儿良好的成长环境，孕妈妈必须注重营养的均衡摄取，蔬菜、水果、肉类、蛋类、水产、主食、坚果等各类食物都要食用一些，尤其是要多摄取富含维生素及矿物质的新鲜蔬菜和瓜果，以保证营养全面、均衡。

饮食宜清淡

大多数孕妈妈在妊娠 5～6 周时会出现恶心、呕吐等妊娠反应，尤其是晨起与饭后较为明显，有的还会出现偏食、厌食等。这时孕妈妈的膳食应以清淡、易消化为宜，少食油腻食物，吃饭时少喝饮料和汤，少吃辛辣等刺激性食物。

> ### 别用水果代替蔬菜
>
> 　　各种新鲜的蔬菜、谷物、水果等都可以提供各类维生素，但要注意的是不要用水果代替蔬菜来补充维生素。因为蔬菜的品种比水果多，提供的营养素种类也更多。另外，水果的糖分也更高，两者不能画等号。

必需营养素

锌

　　锌是对人的发育和健康具有重要作用的一种微量元素。锌在人体内的含量极少，还不到人体的万分之一，却参与了人体 200 多种酶的组成，尤其是具有调节脱氧核糖核酸（DNA）复制、转译和转录作用的 DNA 聚合酶的组成，在人体蛋白质和核酸的合成、细胞的分裂、细胞的分化和生长过程中都是不可或缺的。缺锌会导致胎儿发生宫内发育迟缓、免疫功能差、大脑发育受阻、中枢神经系统畸形等不良状况。孕妈妈在整个妊娠期间，每天锌的推荐摄入量为 20 毫克左右。

维生素 B_6

　　维生素 B_6 参与人体蛋白质、脂肪、碳水化合物以及某些激素的代谢。如果摄入不足，会影响人体对这三大营养素的吸收，引起神经系统及血液系统的疾病。孕早期时孕妈妈如果缺乏维生素 B_6，会加重早孕反应，使妊娠呕吐加剧。而反复呕吐不仅会造成脱水与低血糖，还容易导致胚胎因早期发育不良而死亡。富含维生素 B_6 的食物有：麦芽糖、香蕉、土豆、黄豆等。

维生素 C

　　孕 2 月时，有些孕妈妈会发现在刷牙时牙龈会出血，适量补充维生素 C 就可以缓解牙龈出血的现象。维生素 C 又名抗坏血酸，是连接骨骼、结缔组织所必需的营养素。同时，维生素 C 还可以帮助提高机体抵抗力，预防流感等疾病。多吃新鲜的水果和蔬菜就可以补充足够的维生素 C。

食谱推荐

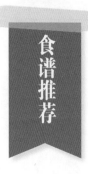 糖醋土豆丝

原料： 去皮土豆 200 克，葱段、蒜末、姜末各少许。

调料： 盐、白糖、鸡粉各 3 克，白醋 5 毫升，食用油适量。

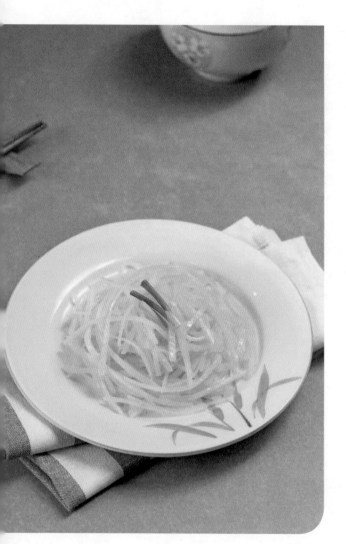

做法：

1. 土豆切片，改切成丝。

2. 将切好的土豆丝倒入凉水中，去除多余的淀粉，待用。

3. 热锅注油烧热，倒入姜末、葱段、蒜末，爆香。

4. 倒入土豆丝，翻炒片刻，注入适量的清水。

5. 撒上盐、白糖，加入白醋，撒上鸡粉，充分炒匀入味。

6. 关火后将炒好的土豆丝盛入盘中即可。

扫一扫·轻松学

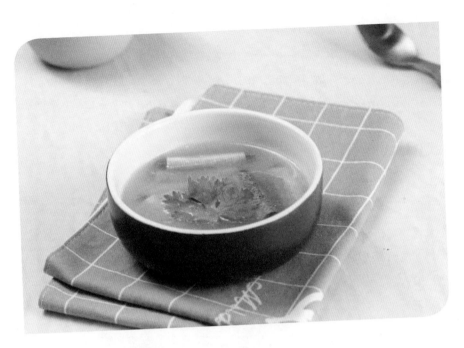

鸡汤豆腐串

原料： 豆腐皮 150 克，鸡汤 500 毫升，香葱 35 克，香菜 30 克，姜片少许。

调料： 盐 1 克，鸡粉、胡椒粉各 2 克，芝麻油 5 毫升，食用油适量。

扫一扫·轻松学

做法：

1. 将豆腐皮边缘修整齐，切成正方形，香葱切段，香菜切段。

2. 在豆腐皮上放入切好的葱段，放上切好的香菜，将豆腐皮卷起，用牙签固定形状，将固定好的豆腐串装盘待用。

3. 热锅注油，放入豆腐串，煎约 2 分钟至表皮微黄，倒入姜片，注入鸡汤，加入盐、鸡粉、胡椒粉，拌匀，加盖，用小火焖 2 分钟至熟软入味。

4. 揭盖，淋入芝麻油，拌匀，稍煮片刻。

5. 关火后夹出豆腐串，装盘，拔出牙签。

6. 将锅中的鲜汤浇在豆腐串上，放上香菜点缀即可。

孕 3 月营养与饮食指导

胎宝宝通过脐带与孕妈妈连在一起，从孕妈妈那里吸取必需的营养。因此，孕妈妈必须摄取足够的营养，并适当增加能量的摄入。同时，由于此时的胎儿体积尚小，所需的营养不在于量的多少，而在于质的好坏。因此，孕妈妈也不可放纵口欲，暴饮暴食。

本月饮食原则

早餐要吃好

孕妈妈在孕期一定要吃好早餐。早餐是一天中最重要的一餐，早餐吃好了，孕妈妈才能储备充足的营养来度过一整天。对于有妊娠反应的孕妈妈，更应该注重早餐的摄入。这是因为孕妈妈往往在下午和晚上妊娠反应更严重，如果早餐营养不足，就不能满足身体所需。

不可缺少奶制品

奶类是营养成分齐全、容易消化和吸收的优质食物，可分为鲜奶及由鲜奶加工制成的炼乳、奶粉、调制奶粉、奶油、奶酪等奶制品。奶中蛋白质含量约为 30%，消化吸收率高，利用率高，属于优质蛋白质。奶中的脂肪含量约为 30%，均匀分布在乳浆中，容易消化和吸收。奶中所含的碳水化合物为乳糖，其含量比人乳低，乳糖有调节胃酸、促进胃肠蠕动的作用，有利于钙的吸收和消化液的分泌。由于乳糖能促进肠道乳酸菌的繁殖，从而能抑制腐败菌的生长，有利于改善胃肠功能。

不可节食

怀孕期间，胎儿通过胎盘和血液从母体吸取营养。不管母体营养是否充足，胎儿会无限制地从母体血液中吸取正常发育所需的一切物质。因此，孕妈妈应避免节食，尤其不能减少胎儿必需的营养成分的摄取。此外，孕期节食对母体自身也是有害的。保证良好的饮食，体重随着孕期推进而适当增长的孕妈妈才可能生下健康的宝宝。

必需营养素

镁

镁是保证胎宝宝健康至关重要的物质之一。镁不仅对胎儿的肌肉健康至关重要，而且有助于骨骼正常发育。有研究表明，孕早期的3个月，如果镁摄入不足，会影响到胎儿以后的身高、体重和头围大小。孕期摄入足量的镁还可以预防妊娠抽搐、早产等，对产后子宫肌肉的恢复也很有好处。孕妈妈可以多吃绿叶蔬菜、坚果、大豆、甜瓜、南瓜、香蕉、草莓、葵花籽和全麦食品等，来保证镁的摄入。据统计，孕妈妈每日平均需要摄入镁1500毫克，整个怀孕期要储备35～45克镁。

碘

怀孕第3个月，食物里碘的含量应该增加。胎儿大脑和骨骼的发育必须依靠母体内充足的甲状腺素，而缺碘会导致甲状腺素缺乏，使得胎儿出生后智力低下、个子矮小。脑的发育90%都在胎儿期完成，孕3月时，胎儿大脑神经细胞开始增殖。脑发育旺盛期必须依赖甲状腺激素，甲状腺激素具有促进大脑智力、体格发育的功能，如果由于缺碘导致甲状腺激素分泌不足，将直接影响胎儿发育，导致智力障碍、运动障碍及体格发育障碍，形成呆小症。孕妈妈每天需碘量应在175微克左右。

维生素A

维生素A参与了胎儿发育的整个过程，对胎儿的皮肤、胃肠道和肺部发育尤其重要。由于孕早期的3个月内，胎儿自己还不能存储维生素A，因此孕妈妈一定要及时补充足够的维生素A。孕妈妈可多吃南瓜、胡萝卜、菠菜、芒果等能补充维生素A的食物。

钠

孕妈妈的食盐量应控制在每日5～6克，盐中含有大量的钠，是人体必不可少的元素。钠是细胞外液中带正电的主要离子，主要生理功能是参与水的代谢，保证体内水的平衡，维持体内酸碱平衡。但是过多的钠易形成水肿，使血压升高，故需要控制摄入量。

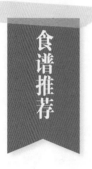

食谱推荐

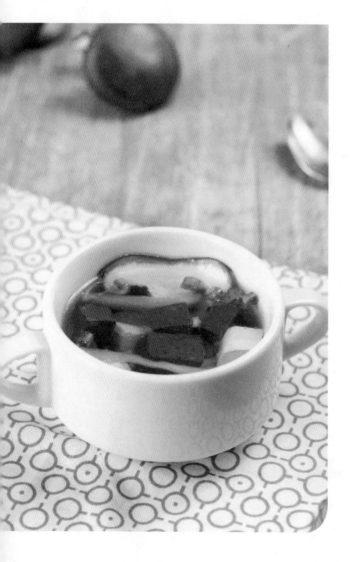

什锦豆腐汤

原料： 嫩豆腐 200 克，猪血 170 克，木耳适量，水发香菇 3 朵，葱末、榨菜末各少许。

调料： 盐 3 克，核桃油适量。

做法：

1. 洗净的木耳切碎，待用。

2. 水发香菇切成条，再切成粒，待用。

3. 豆腐切成小块，待用。

4. 洗净的猪血切成块，待用。

5. 热锅注水煮沸，放入香菇粒、木耳碎。

6. 放入豆腐块、猪血块，轻轻搅拌均匀。

7. 放入榨菜末、盐，注入核桃油，煮至食材熟透。

8. 关火，将烹制好的食材盛至备好的碗中，撒上葱末即可。

扫一扫·轻松学

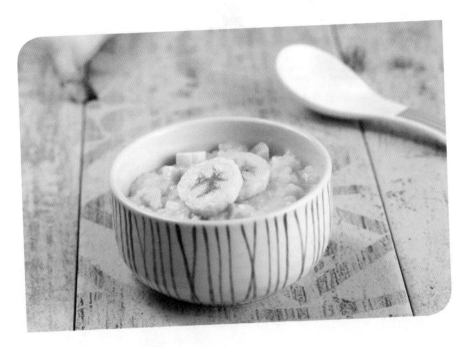

鲑鱼香蕉粥

原料： 鲑鱼 60 克，去皮香蕉 60 克，水发大米
100 克。

扫一扫·轻松学

做法：

1. 香蕉切丁，洗净的鲑鱼切丁。

2. 取出榨汁机，将泡好的大米放入干磨杯中，安上盖子，再将其扣在机器
上，旋钮调至档位"2"，磨约 1 分钟至大米粉碎，旋钮调至档位"0"，
停止运作，取下干磨杯，将米碎倒入盘中待用。

3. 砂锅置火上，注入适量清水，倒入米碎，搅匀，加盖，用大火煮开后转
小火续煮 30 分钟至米碎熟软。

4. 揭盖，放入切好的香蕉丁，倒入切好的鲑鱼丁，搅匀，煮约 3 分钟至食
材熟软。

5. 关火后盛出煮好的粥，装碗即可。

五、智慧胎教天天做

简单地说，孕妈妈在各方面有意识地、主动地采取一些相应的措施，对胎儿产生良好影响的方法就是胎教。从广义上来讲，选择最佳的受孕时机，是胎教的一项重要内容；从狭义上讲，胎教从受精卵形成的那一刻起就应该开始了。

孕1月胎教方案

本月中，胚胎情况尚不稳定，孕妈妈也在努力适应怀孕的状态。这个时期，保持良好的心态就是最好的胎教。

本月胎教重点

很多孕妈妈都知道胎教有各种形式，于是就非常苦恼，到底哪种形式才是最好的胎教方法？其实，孕妈妈大可不必为选择哪种胎教的形式而伤脑筋。从胎教的效果来说，孕妈妈对胎教的态度以及在胎教中所拥有的情绪是非常重要的。只要孕妈妈随时保持一份好的心情，将注意力集中在胎儿身上。如果孕妈妈对胎儿持有抱怨或者应付的态度，则无法进行良好的胎教。此外，不安和焦虑的情绪对于胎教也是不利的。胎教的关键不在于多种多样的胎教形式，而在于孕妈妈要保持一种安详、平和、稳定的情绪。最能直接感受到孕妈妈心情的是腹中的胎儿，不要以为胎儿什么也不知道，其实胎儿对孕妈妈的情绪反应非常敏感。

孕妈妈可以在自己房里悬挂一些自己喜欢的漂亮婴儿的照片，每天看几次，可以使自己心情舒畅，进而使胎儿受到良好刺激。一般来说，孕妈妈可以把自己的想象通过语言、动作等方式传达给腹中的胎儿，并且最好持之以恒。孕妈妈还可以与丈夫一起描绘自己所希望的婴儿的模样，保持愉快的心情有助于胎儿健康成长。

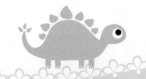

孕 1 月胎教推荐

音乐胎教

　　孕 1 月推荐进行音乐胎教，因为这时候胎宝宝的感觉系统还没有发育完全，所以这段时间的音乐胎教以孕妈妈自己欣赏为主。孕妈妈欣赏音乐，主要通过欣赏美好的音乐来调节情绪、平衡心理、养心怡情，从而产生美好的心情，并通过愉悦的精神体验，把这种良性感受传递给胎儿，用自己美好的情绪信息，给胎儿以良好的胎教。

　　欣赏音乐，对母体和胎儿来说都是一种享受，具体方法不限，可以听，也可以边听边唱。每个人都可以根据自己的喜好和环境随意安排，每天 1 ～ 2 次。这个时期孕妈妈适宜听轻松愉快、诙谐有趣、优美动听的音乐，使孕妈妈不安的心情得以缓解，在精神上得到慰藉，如《春江花月夜》《江南好》等。

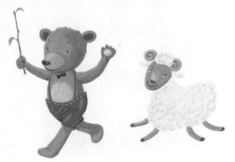

孕妈妈哼唱歌曲

　　除了听音乐外，哼唱也可以使孕妈妈保持愉悦的心情，让体内神经内分泌系统始终处于正常状态，为胎儿提供一个良好的生长环境。哼唱时，声带的振动使肺部扩张，会增加肺活量，提高血液含氧量，能为胎儿的成长奠定良好的基础。科学家发现，再好的音乐也比不上出自孕妈妈口中的歌声。来自播放器的歌声，既没有母亲唱歌给胎儿机体带来的物理振动，更没有饱含母爱的亲情对胎儿情感的激发。孕妈妈经常唱歌，能使胎儿获得感觉与感情的双重满足。

孕2月胎教方案

妊娠第2个月，大多数孕妈妈会由于孕吐的不适感造成食欲不振、情绪不佳，而这个时候胎儿的感官系统仍然没有发育完全，因此本月的胎教还是以孕妈妈保持良好的心态为重。

本月胎教重点

孕妈妈仍然可以通过听音乐等多种方式改善自己的情绪。建议最好听一些旋律欢快流畅，充满生机、活力，氛围喜庆活泼的乐曲，使自己受到热情舒畅的音乐感染，振奋因为早孕反应引起的消沉情绪。

夫妻双方要心平气和地对待彼此的分歧，相互爱慕，并以极大的爱心共同关注着爱的结晶，使整个家庭在孕期充满了温馨、充满了爱。这样才能让胎宝宝在和谐、愉快的家庭环境中安然成长。

孕2月胎教推荐

布置一个温馨的家居环境

环境对胎儿的影响很大，一个温馨的家居环境能够让胎教事半功倍。因此在家居布置上，孕妈妈有必要做一些小小的调整。如果以前家里是一个典型的两人世界的话，孕妈妈可以适当添加一些婴儿用的物品，让那些可爱的小物件随时提醒你：一个新的生命即将来到你身边！

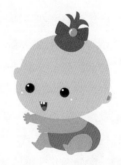

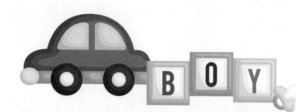

想象宝宝的形象

孕妈妈可以发挥想象力，充分想象将来宝宝的形象。从受孕开始，孕妈妈就可以设计宝宝的形象，把美好的愿望具体化、形象化，想象着宝宝应具有什么样的面貌、什么样的性格、什么样的气质等。孕妈妈应选择在宁静的环境中，采取轻松的姿势，想象宝宝的情形。

画一画胎儿以后的样子

除了想象胎宝宝的形象之外，孕妈妈和准爸爸可以在一起讨论一下将来宝宝会有多健康、多聪明，如果能动笔画一画就再好不过了。

联想胎教

联想胎教是胎教的一种重要形式，联想胎教就是想象美好的事物，使孕妈妈自身处在一种美好的意境之中，再把这种美好的情绪和体验传递给胎宝宝。例如，孕妈妈可以想象名画、美景、乐曲、诗篇等所有美好的内容。美好的内容无疑会对胎宝宝产生美的熏陶，而内容不佳的联想则会起到反面的作用，或者把孕妈妈本不想传递给胎宝宝的信息传递给了他。在日常生活中，少数孕妈妈由于怀孕后的身体不适而出现对胎宝宝怨恨的心理以及产生不好的联想感受，这时胎宝宝在母体内就会意识到母亲的这种不良感受，从而引起精神上的不良反应。

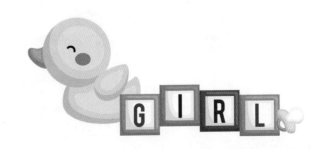

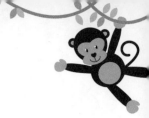

孕3月胎教方案

这个月，待在孕妈妈肚子里的胎宝宝真正从一个胚胎长成了一个小小的胎儿，他的神经和肌肉正在分化，大脑和骨骼正在形成。他生长得十分迅速，已经开始练习吮吸、吞咽、踢腿等动作。孕妈妈和准爸爸可要抓住这个时机好好跟胎宝宝交流。

本月胎教重点

进入孕3月，孕妈妈的身体已经渐渐适应生理上的变化，但是早孕反应依然在影响着孕妈妈的情绪。本月胎教的重要基础还是孕妈妈要尽量保持平和心态，有烦躁、易怒、抱怨等情绪时要注意及时平复，待情绪放松、心情愉悦后再开始进行胎教。

怀孕第3个月时，胎儿已经初具人形，可以感应到外界的压、摸等动作，准爸妈此时可以对胎儿进行一些适当的抚摸，也就是抚摸胎教。通过轻柔地抚摸腹部，给予胎儿触觉的刺激，促进神经系统和感觉器官的发育。

胎儿的听力一般从孕13周开始发育，在孕6月左右发育得和成人的水平相当。因此，这个月还应该坚持之前的音乐胎教，帮助胎儿听觉更好地发育。

孕3月胎教推荐

童话胎教

如果希望胎儿通过与妈妈的情感沟通逐渐成为情感丰富的胎宝宝，可以运用童话胎教。从胎儿的听觉还未开始发育的孕早期着手准备童话胎教，到孕中期积极实施，孕晚期更深入地推进，使胎宝宝受到持续的良好刺激。读童话的时间以每天持续30分钟左右为宜，要选择安静的环境，确保内心处于平静的状态。孕早期最好选择绘本，因为图画较多，能够激发孕妈妈的想象力。在内容上，可以选择充满爱、幸福、勇气和智慧的美丽故事。

抚摸胎教

这个方法在胎动激烈以及各种胎教方法之前都可以应用。孕妈妈可以仰卧在床上，枕头不要垫得太高，全身放松、呼吸均匀、心平气和、面带微笑；也可将上身垫高，采取半仰姿势，不论采取什么姿势，最重要的一点是要使孕妈妈感到舒适。然后，孕妈妈可将双手轻轻放在腹部，从上到下，从左至右，反复轻轻抚摸，心里可想象着自己的双手真的在可爱的小宝宝身上爱抚，有一种喜悦感和幸福感。孕妈妈抚摸时可轻轻地说："宝宝，妈妈真爱你！请你快快长大，长成一个聪明、漂亮又健康的宝贝。"注意抚摸时动作宜轻，时间不宜过长。

抚摸胎教的好处很多。首先，可以锻炼胎儿皮肤的触觉，并通过触觉神经感受体外的刺激，从而促进胎儿大脑细胞的发育，加快智力发展。其次，能激发胎儿活动的积极性，促进运动神经的发育。而且，抚摸还能加深准爸妈的感情交流。进行抚摸胎教的过程中，不仅能让胎儿感受到父母的关爱，还能使孕妈妈身心放松、精神愉快，加深一家人的情感交流和联系。

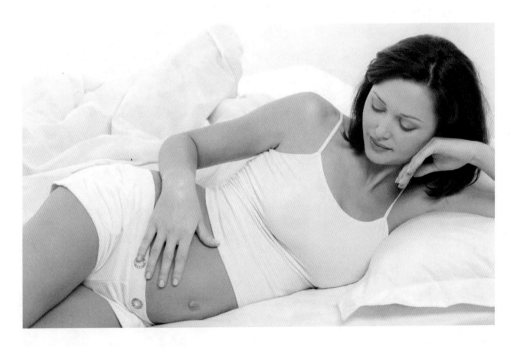

六、私人医生知心话：科学保胎，谨防流产

怀孕初期，孕妈妈是比较"脆弱"的，胎儿也不是很稳定。在这段时间里，孕妈妈和家人无不小心翼翼，盼望一切顺利保住胎儿，那么怀孕初期保胎都要注意什么呢？怎样才能安全过渡到相对平稳的孕中期？

葡萄胎是什么

葡萄胎是妊娠时由于受精卵出现异常而导致的一种疾病。怀孕以后，由于胚胎绒毛膜滋养层细胞异常增生、绒毛间质水肿，胎盘内长出无数个大小不一、类似葡萄的小水泡，称为葡萄胎。葡萄胎组织细胞具有较强的侵蚀机体的能力，若不予处理，可能变性而形成肿瘤（即绒毛膜上皮癌），给女性身心带来巨大的伤害，严重者甚至导致死亡。因此，一旦确诊有葡萄胎，一定要及时进行清宫手术。

年龄大于 35 岁的女性怀孕后葡萄胎的发生率将成倍增加，40 岁后妊娠，葡萄胎的发生率为普通人群的 7 倍左右，这可能与年龄增大导致卵巢功能衰退、卵子老化、雌激素不足等有关。

葡萄胎的发病原因

遗传因素。葡萄胎细胞遗传学检查结果发现，妊娠细胞中过多的父源成分，可促使胎盘绒毛的异常增生而导致葡萄胎的发生。

如果女性曾有葡萄胎病史，那么葡萄胎的发病率会增加。1 次病史再次妊娠葡萄胎的概率是 1%，2 次病史再次妊娠葡萄胎的概率是 15% ~ 20%。

孕早期出现这些异常警惕葡萄胎

怀上葡萄胎的女性在妊娠初期和大多数正常妊娠的女性一样，可以表现出明显的妊娠反应，如厌食、恶心、呕吐、嗜睡、疲倦等。但是随着妊娠月份的增加，它便开始显露出"特殊性"，比如出现腹部异常疼痛、阴道持续或间歇性出血等症状；早孕反应通常也比正常妊娠的女性表现得更为强烈，甚至持续时间更长。一些葡萄胎妊娠的女性还会在较早的时间就出现一些本不该在这个妊娠阶段出现的并发症，如妊娠高血压综合征（正常情况下会在妊娠 7 个月左右出现）。出现这些症状，就要怀疑是否怀上葡萄胎。

血（β-HCG）测定和 B 超检查可诊断葡萄胎

葡萄胎也是一种妊娠，典型的葡萄胎诊断并不困难。但在葡萄胎早期或不典型时，常需与先兆流产相鉴别。为明确诊断，主要依靠以下两种检查方法。

血 β-HCG 测定	即绒毛膜促性腺激素测定。这种激素来源于胎盘绒毛，正常妊娠女性的血、尿中均可查到，但葡萄胎的患者 HCG 的含量常明显高于正常妊娠的女性。
超声诊断	B 超扫描时宫腔内见不到胎体及胎盘，只见子宫内如雪片状或蜂窝状的图片，根据这种图像即可做出诊断。

一经诊断为葡萄胎，需住院治疗，及时进行清宫手术，并将刮出物送组织学检查。

待葡萄胎清宫术后 1 年再考虑妊娠

葡萄胎清除后，应每周返回医院测量一次 HCG，直到测量的数值降到正常水平。此后仍需遵医嘱进行随访监测，最少坚持 1 年。在此期间，患者必须严格避孕，以免再次

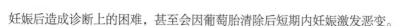

妊娠后造成诊断上的困难，甚至会因葡萄胎清除后短期内妊娠激发恶变。

　　1年后，怀过葡萄胎的妇女也可以像正常女性一样孕育健康的婴儿，但在怀孕前，最好做孕前检查，如染色体检查等。葡萄胎患者再怀孕是一件高风险的事情，因此如果有葡萄胎史的妇女再孕时，产检切不可忽视。

宫外孕知多少

　　受精卵在子宫腔外着床称为异位妊娠，也就是我们常说的"宫外孕"。宫外孕是妇产科常见的急腹症，发病率约为1%，是孕产妇的主要死亡原因之一。宫外孕可发生在卵巢、腹腔、宫颈、输卵管等部位，其中以输卵管妊娠最为常见。

　　宫外孕一般在怀孕第4～14周被发现。导致宫外孕的原因多为输卵管堵塞或狭窄，使得受精卵无法正常落入子宫，只好附着在其他部位。不论胎儿附着在哪里，妊娠都必须终止——将胚胎组织从体内清理干净。

典型症状——腹痛与阴道流血

　　宫外孕的临床表现与受精卵着床部位、有无流产或妊娠部位是否破裂、出血量的多少和时间长短等有关。

停经，有早孕反应，但突然出现腹痛

在发生流产或妊娠破裂之前，这种腹痛通常表现为一侧下腹隐痛或酸胀感，这是宫外孕的典型表现。若发生宫外孕部位流产或破裂时，会突感一侧下腹部撕裂样疼痛，常伴有恶心、呕吐。

阴道不规则出血

胚胎死亡后，常有不规则出血现象，色暗红或深褐，量少，呈点滴状，一般不超过月经量。少数患者阴道流血量多，类似月经。阴道流血可伴有蜕膜管型或蜕膜碎片排出，这是子宫蜕膜剥离所致。阴道流血一般在病灶去除后方能停止。

　　另外，由于腹腔内出血及剧烈腹痛，孕妈妈会极度不适甚至晕厥，严重者出现失血性休克。出血量越多，症状出现越迅速、越严重，这说明宫外孕的部位已经破裂，需马上被送往医院，并立刻安排手术。

宫外孕的早期诊断

为了规避孕育风险，疑似怀孕或在家用早孕试纸诊断出怀孕后，或停经后出现阴道不规则出血和腹痛现象，孕妈妈可进一步去医院进行早孕检查，确定是否有宫外孕的情况，并及早采取干预措施。通常，血 β-HCG 测定和 B 超检查的配合诊断，对确诊宫外孕帮助很大。当血 β-HCG ≥ 18 千单位 / 升时，阴道 B 超便可看到妊娠囊，若未见宫内妊娠囊，则应高度怀疑宫外孕。

血 β-HCG 测定

血 β-HCG 测定是早期诊断宫外孕的重要方法。发生宫外孕时，孕妇体内 HCG 水平较宫内妊娠低，需采用灵敏度高的放射免疫法测定血 β-HCG 并进行定量测定，对保守治疗的效果评价具有重要意义。可在怀孕 5 周去医院进行血 β-HCG 测定。

超声诊断

怀孕 7 周左右，去医院做 B 超检查，可帮助判断是宫内妊娠还是宫外孕。宫外孕的声像特点：宫腔内空虚，宫旁出现低回声区，其内探及胚芽及原始心管搏动，可确诊宫外孕。阴道 B 超检查较腹部 B 超检查准确性更高。

出现宫外孕怎么办

在极少数情况下，宫外孕的部位不会发生破裂，妊娠组织可发生自然流产或被人体自然吸收，无须手术或药物治疗。

对于早期宫外孕且宫外孕部位未发生破裂或流产的患者，也可以在医生的建议下采取药物疗法。若用药后 14 天血 β-HCG 下降并连续 3 次阴性，腹痛缓解或消失，阴道流血减少或停止者为显效。若病情无改善，甚至发生急性腹痛或输卵管破裂症状，则应立即进行手术治疗。

实行宫外孕手术时一定要注意选择正规的医院进行，以免发生危险。宫外孕手术后，至少要避孕半年，身体恢复较慢者则 1 年的时间，待身体康复后再考虑怀孕。准备怀孕前需要做输卵管造影等相关检查，确定是否具备正常妊娠的条件。否则，在输卵管炎症未完全消除或输卵管不通畅的情况下怀孕，有再次发生宫外孕的可能。

小心呵护胚胎

妊娠的前3个月是胚胎形成期，此时受精卵移入子官，着床后继续分裂、增殖，形成胚胎，各器官开始分化、形成，胎盘、羊水也在逐渐形成。

胚胎各器官发育的大致顺序，如下表所示。

胚胎各器官的大致发育时间

胚胎器官	大致发育时间
脑	胎龄 2 ~ 11 周
眼	胎龄 3 ~ 7 周
心脏	胎龄 3 ~ 7 周
牙齿	胎龄 6 ~ 10 周
四肢	胎龄 4 ~ 8 周
耳朵	胎龄 7 ~ 12 周
口唇	胎龄 5 ~ 6 周
上、下腭	胎龄 10 ~ 12 周
腹腔脏器	胎龄 9 ~ 10 周

到了第3个月末期，胚胎已经大约有9厘米长、20克重，是个初具人形的胎儿了，一些主要的器官也已经初具规模。在这个阶段，细胞有丝分裂活跃，极易受各种环境因素影响，是致畸的敏感期。

妊娠4周左右是致畸最高度的敏感期，第55 ~ 60天以后，敏感性很快下降，若胚胎在6 ~ 8周前受到致畸因素影响，容易发生中枢神经系统缺陷（大脑发育不全、脊柱裂、脑积水等）、心脏畸形、肢体畸形、眼部畸形及唇裂等。如果在孕8 ~ 12周受到损害，则容易发生耳畸形、腭裂、腹部畸形等。

因此，在整个孕早期，应该尽量避免有害因素，小心呵护胚胎。戒烟戒酒，避免长时间待在人多拥挤、空气污浊、声音嘈杂的地方；预防感染发热，慎重用药；避免有毒有害的工作环境；特别注意保护好成形期胎儿的正常发育，呵护胎宝宝；对无诱因的自然流产应顺其自然，切勿盲目保胎。

孕期感冒和腹泻的治疗

感冒和腹泻都是孕早期常见的疾病，治疗不当很可能危及胎儿的健康，故不能不引起重视。

孕期感冒治疗需注意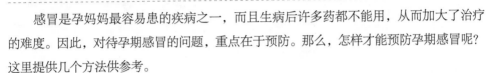

感冒是孕妈妈最容易患的疾病之一，而且生病后许多药都不能用，从而加大了治疗的难度。因此，对待孕期感冒的问题，重点在于预防。那么，怎样才能预防孕期感冒呢？这里提供几个方法供参考。

多喝白开水 　喝白开水不仅能为人体补水，还可以起到利尿排毒、促进体内废物排出的作用，从而防止毒素沉积、预防疾病。

生吃大葱 　生吃大葱，或将油浇在切细的葱丝上，再与豆腐等凉拌着吃，不仅味道可口，还可以在一定程度上预防感冒。

用淡盐水漱口 　每日早晚、用餐后用淡盐水漱口，以清除口腔病菌。尤其在流感多发期，仰头含漱，使盐水充分冲洗咽部的效果更佳。

用醋熏居室 　流感多发期，每日早、晚用白醋在室内熏蒸1次，每次20分钟，有一定的杀菌作用。

对于已经患上感冒的孕妈妈，该用药时还得用药。可能有一些孕妈妈，由于知道了一些药物会对胎儿产生不良的影响，便患上了严重的"恐药症"。不可否认，某些药物对胎儿确实存在危害，特别是孕早期，但是一部分抗菌药在经医生同意后还是可以适当使用的。反之，如果感染病毒之后任其发展，可能会侵犯胎盘，祸及胎儿。事实上，高热、缺氧、休克等对胎儿的影响更大，甚至会导致流产、早产、死胎或先天异常。因此，孕妈妈不可以有恐药心理，该用药时还需用，遵医嘱服药一般不会影响胎儿。

孕期腹泻治疗需注意

和正常人一样，孕妈妈也会发生腹泻的情况，但又和正常人不一样，因为孕妈妈是"两个人"，更科学地说，胎儿和母体是一个整体。在诊断和处理孕妈妈的腹泻时，不能忽略或忘记这一点。怀孕本身极少引发腹泻，也不会使已有的腹泻加重，但腹泻对妊娠来说是一个危险的信号，有流产或早产的可能，因而不能大意。

孕妈妈腹泻最常见的原因还是感染，常见的病原体有沙门菌属、志贺菌属、弯曲杆菌与病毒等。食物中毒或其他部位的病毒感染也可引起孕妈妈腹泻。因此，孕妈妈应食用新鲜卫生、易消化的食物，以免引发腹泻。

孕妈妈一旦发生腹泻，主要的治疗手段是适当补液，补足因腹泻丢失的水分和电解质，尤其是钾离子，同时补充因腹泻而失去的能量，并密切观察胎儿情况是否良好，有无流产的征兆。

受凉引起的轻微腹泻，可尝试用热水袋热敷肚子。注意水温不要太烫，用毛巾先把热水袋包好再放在肚子上。一天热敷 3～5 次，每次 20 分钟左右，对缓解受凉腹泻有一定作用。在热敷时可以喝一碗红糖姜水，能暖胃、止泻。

可以买些小点的胡萝卜，切成碎块，加水熬煮（大约1根胡萝卜加300毫升水），每天坚持喝，能有效减轻腹泻症状，也不会影响胎儿。

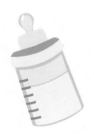

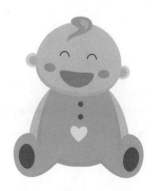

孕期提高免疫力是保胎良方

孕妈妈想要安全度过孕产期、生育一个健康聪明的宝宝，防病、保健是一个重要课题。要防病，提高免疫力是关键。孕期如何才能提高免疫力呢？除了上文提及的饮食营养之外，还有以下几方面值得注意。

每天进行适量运动

➡ 运动胜过所有的药物，是人体增强免疫力的有效方式之一。当机体处于运动状态时，免疫细胞分泌干扰素的量比平时增加 1 倍以上。虽然孕妈妈在孕早期不能进行剧烈运动，但还是可以选择散步、孕妇操等较轻微的运动。每天坚持一小会儿，持续 12 周后，不仅免疫细胞数目会增加，免疫力增强，还有利于顺利分娩。

保持心情愉快、开朗

➡ 母体与胎儿是一体的，当孕妈妈心态平和、心情愉快时，身体就会保持健康、平稳的状态，各种激素的分泌也会保持正常，对胎儿的健康有利；相反，如果孕妈妈的情绪经常大起大落，会影响激素分泌，胎儿就会受到影响。人的健康与心情有很大的关系，心情调整好了，人不容易得病，生育健康宝宝的目的也更容易达到。

新鲜空气有利于防病抗病

➡ 室内空气常保持流通，不时有新鲜空气进来，空气中的细菌就会减少许多。通常人是否容易患病，尤其是感冒之类的疾病，与空气中的细菌含量有很大的关系。细菌含量少，人就不容易患病。流行病往往容易在密度较大的人群中流行，就是这个道理。一般来说，怀孕后孕妈妈的身体抵抗力会下降，新鲜空气对防病更是必需的。因此，要经常开窗通风，保持室内空气新鲜。气候适宜时，可适当去郊外踏青，沐浴阳光，呼吸新鲜空气。

不可不防的流产

怀孕不足 24 周的胎儿即产出（尚未发育到能在子宫外存活之前）称为流产。对于孕妈妈来说，"流产"是个让人胆战心惊的词。而孕早期流产十分常见，发生率大约为 20%。

流产的原因

引起流产的原因很多，主要来自两大方面。

胚胎方面

1 遗传基因缺陷。大多数早期流产是由于胎儿染色体异常引起的，在这种情况下流产多不可避免，极少数能发育成胎儿的，出生后也常伴随异常。

2 外界不良因素。如放射线、有毒化学物等，可使生殖细胞的基因受损害，胚胎不能正常发育或者发生胎盘绒毛异常，不能正常供应胚胎营养，从而导致流产。

母体方面

1 内分泌失调。如孕妈妈体内黄体功能失调及甲状腺功能低下，则受精卵发育受限，导致胚胎死亡。

2 感染因素。孕妈妈在孕期得了急性传染病，病原体或毒素可通过胎盘使胎儿患病，导致死亡。

3 疾病因素。孕妈妈患有子宫肌瘤、子宫颈口松弛等病症，胎儿可能会因子宫内压力异常而发生早期流产。

4 其他因素。母体全身性疾病、过度精神刺激、外伤或性生活刺激子宫收缩等，均可导致流产。

流产的信号

流产的信号通常是阴道出血伴有腰痛或伴有类似于急腹症的痉挛性腹痛，出血可呈持续性，也可以断断续续。但是，有时候尽管出现了这些症状，流产也不会发生。还有的时候流产没有任何征兆，或仅有轻微的迹象，如极少量的棕色阴道流出物。

流产的防治

母体原因造成的流产，很大程度上是可以预防的。以下是为预防流产，孕妈妈需要注意的事项。

● 注意避免剧烈活动，尤其是增加负压的负重劳动，如提水、搬重物等。

● 防治外伤。出门最好穿着防滑的平底鞋；尽量不要外出旅游、登山；避免危险性的动作，如攀高取物等。

● 避免接触放射线及有害化学物品，如苯、砷、汞等。少去公共场所，预防病毒感染。

● 节制性生活。性生活时腹部受到的挤压和宫颈受到的刺激都会诱发宫缩。在孕早期，胎盘的附着尚不牢靠，宫缩非常容易导致流产，因此，妊娠早期应禁止性生活。妊娠中期虽然可以有适当的性生活，但要注意频率和方式。妊娠晚期也应该禁止性生活。

● 有自然流产史，并被明确诊断为黄体功能不足的孕妈妈，再次妊娠后应该在医生的指导下连续少量地使用激素安胎，直到胎儿各项指标稳定。

● 患有慢性病的女性应在孕前治疗疾病，如医生认为不宜妊娠，应该采取措施避孕。即使妊娠后，仍要在医生的监护下，观察胎儿发育情况。

● 有流产史的女性最好在流产 6 个月后，等到子宫内膜完全修复，且全身内分泌系统恢复到正常后，考虑再次妊娠，否则容易造成再次流产。

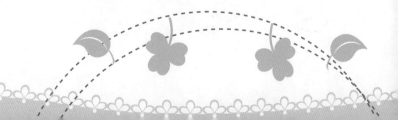

对于自然流产，预防是关键。一旦出现流产征兆，以绝对卧床休息为主，药物治疗为辅。药物治疗一般常用的是黄体酮，实际上，黄体酮保胎作用面很窄，仅适用于自身孕激素分泌不足而出现流产征兆者。如果胚胎质量不佳或有畸形因素，早期自然流产的概率就非常高，这是一个自然淘汰的过程。这种情况并不可惜，生下一个有先天缺陷的孩子比流产更糟糕。

意外流产后的休养

流产使期待已久的妊娠丧失，会给人带来一种毁灭性的打击，伤心、悲痛、沮丧的心情不言而喻。孕妈妈不能因为流产受到旁人责备而内疚，而应该认识到这是一个自然的过程，并非孕妈妈自己的过错。要以积极的心态面对未来，相信下一次一定会有成功怀孕的机会，当下只需安心养好身体。

虽然流产不是正常分娩，没有经过十个月的身体变化，外表看上去没有大的损伤，可是对于身体内部的损伤还是不可避免的。流产之后，一样要"坐月子"，但是不用像分娩后"坐月子"那样，在家里待一个月不出门。那么，流产后的女性如何"坐月子"，流产后多久可以出门呢？

流产后的休息是极为重要的。一般来说，休息一天之后，大多数人都不会有什么不舒服的感觉了，个别人会出现小腹疼痛，但是远远比不上分娩时的痛苦。

流产后要尽量休息2周。外出时仍然要注意保暖，避免受到风邪侵袭。注意不能过于劳累，不可做剧烈的运动等。

此外，还要注意避孕。在流产后一个月内是不能同房的，一个月后同房也要及时避孕。因为身体才刚刚恢复，如果再次受孕，会导致内分泌紊乱。同时要注意保持身体的清洁，每天用温水清洗外阴，不能坐浴，否则易导致妇科炎症，严重者会导致不孕症。流产后还要注意补充营养，尽快让身体恢复元气。

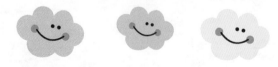

不宜盲目保胎

一些孕妈妈，一旦出现阴道流血现象就选择保胎，这是不正确的。孕早期出血的原因有很多，不一定就是流产。孕早期因为受精卵着床或激素水平的变化，可能会出现生理性出血，表现为点滴出血，颜色可以是粉色、红色或褐色。这种出血与流产无关，一般不影响胎宝宝正常发育。

因此，发现出血的时候，孕妈妈首先应保持冷静，让身体放松。如果出血量没有停止，血量少，并出现了明显的腹部不适，应及时去医院检查，了解出血的部位及原因。经医生诊断鉴别，确认可以继续怀孕后再采取相应的保胎措施。

千万不能盲目保胎。有些情况是不能保胎的，如葡萄胎、宫外孕等，这种情况即使保胎也不能改变最终流产的结局，而且还会危及母体生命。如果胚胎只是轻度发育不良，或胚胎本来不健康，盲目保胎则可能增加胎宝宝畸形的风险。

保胎必须是在胚胎存活的情况下进行。胚胎存活是指医院尿检呈阳性、HCG 呈阳性、早期 B 超检查有胎芽发育及胎心反射、子宫随着妊娠月份而增大、孕 12 周后可观测到胎动、羊水平面随着妊娠月份而增大。一般需要经过多次连续检查后，最终确定胎宝宝是否存活。

一般来说，如果保胎可行，可在医生的建议下采取如下保胎措施。

● 多卧床休息，少做下蹲动作，避免颠簸和剧烈运动。

● 避免重复的阴道检查，严禁性生活。

● 是否需要用保胎药，应遵医嘱，不可滥用，也不能盲目服用补品保胎。

● 听听音乐、读读书，保持心情舒畅、情绪放松，有利于安胎。

● 营养均衡，做到不挑食、偏食，讲究荤素搭配、粗细结合、饥饱适度，避免饮酒、抽烟，控制咖啡因的摄入量等。

● 保胎 2 周后，如果 B 超发现胚胎发育不良，血 HCG 数值持续不升或下降，表明难免流产，应终止妊娠。

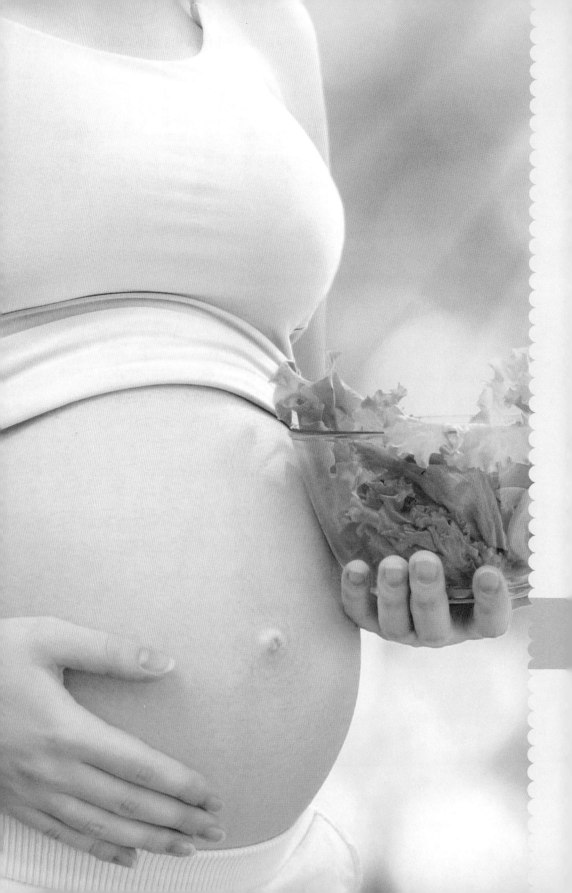

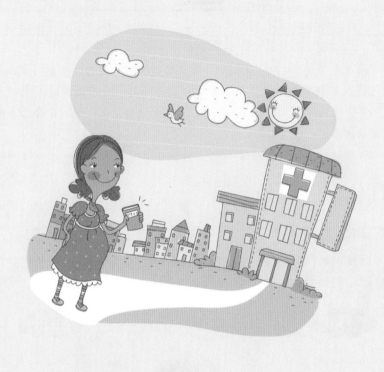

Chapter 3

孕中期，享受胎宝宝慢慢长大的欢乐时光

经过孕早期的小紧张，此时胎宝宝的成长已进入安稳期，孕妈妈可以暂时松口气了。此时孕妈妈的身体开始有变化了，随着肚子一天天增大，孕妈妈能感受到胎宝宝正在一点点地长大，这是件再幸福不过的事。在享受怀孕的同时，孕妈妈也不要忘了观察身心的变化，保持健康的身体和快乐的心情，并好好享受这段较为平稳而欢乐的"好孕"时光。

一、孕妈妈与胎宝宝的变化

孕育人生已经走了1/3，最初那种感觉糟透了的时间已经过去，孕妈妈和胎宝宝也进入了安稳期。很快，你的腹部就会隆起，对于周围的人来说，你怀孕这件事慢慢地变得"显而易见"了。这段时间你需要做的就是静心养胎，享受孕育的快乐。

孕4月(13～16周)

孕妈妈的变化

远离了妊娠反应，在接下来的几周内，孕妈妈会感觉舒服多了，心情和食欲同时得到放松，再过不久，可能就需要准备一些孕妇装了！

第13周

胃口一下子变得好了，酸的、辣的、甜的，甚至是以前敬谢不敏的食物，现在也觉得异常美味。仔细看会发觉腹部已经轻微隆起。

第14周

虽然看起来还不太像个孕妇，但许多孕妈妈已经能感觉身体逐渐变得丰满起来，乳房又增大了，乳晕面积增大，有些孕妈妈的乳头还可以挤出些许乳汁来。

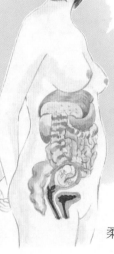

第15周

皮肤变黑，尤其是以前脸上容易长斑和长痘的部位。随着腹部的持续隆起和乳房的增大，这些部位开始出现暗红色的妊娠纹，有的孕妈妈臀部和腰部也出现了妊娠纹。

第16周

腹部继续隆起，体重持续上升，以前的衣裤穿着感觉有些紧，可以考虑穿孕妇装了。乳房比以前大而柔软，深色的乳晕很清晰。敏感一些的孕妈妈偶尔还能感觉到胎宝宝在体内"动"呢。

胎宝宝的变化

胎盘——孕妈妈给胎宝宝输送养分的媒介完成。胎宝宝的脑和身体器官仍在继续发育，虽然现在他还只有一个手掌大，但在孕 4 月快结束的时候，身体的各个部位几乎都成形了。

第 13 周

胎宝宝的肝脏开始分泌胆汁，肾脏开始向膀胱分泌尿液，胰腺开始产生胰岛素。脖子完全成形，并能支撑头部运动。现在胎宝宝已经能对子宫外的声音刺激有反应了。

第 14 周

随着内部器官的成熟，胎宝宝的生长速度加快。皮肤上覆盖有一层细细的绒毛，这层绒毛通常会在胎宝宝出生后消失。眼皮、手指甲、脚趾甲等继续生长，头上长出了零星的头发。

第 15 周

胎宝宝的身长已经到 14 厘米多，体重能达到 80 克左右。开始长出眉毛，头发也在继续生长。胎宝宝这时会练习打哈欠、打嗝等呼气和吸气的运动，以便为出生后的生活做准备。

第 16 周

胎宝宝的胳膊和腿发育完成，关节开始活动。神经系统开始工作，肌肉对于来自脑的刺激有了反应。现在的"小家伙"开始活跃起来，翻身、踢腿、舒展身姿、翻跟斗等时常自己"玩"得不亦乐乎。

孕5月(17~20周)

孕妈妈的变化

进入怀孕稳定期，孕妈妈身心都比较放松，胎宝宝也在妈妈肚子里慢慢长大。在感受到胎动之后，就跟准爸爸一起看着肚子里的胎宝宝，摸摸他，跟他说说话吧！

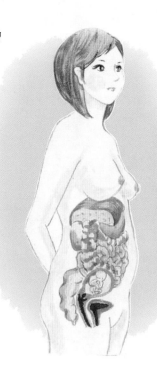

第17周

孕妈妈的体重至少增加了2千克，小腹突出很明显了，乳房变得更加敏感、柔软，甚至有些疼痛。偶尔会感觉到腹部一阵阵剧痛，这是因为腹部韧带拉伸造成的。从现在开始，孕妈妈起卧坐行都要更加小心了。

第18周

如果孕妈妈感觉到下腹像有一只小虫似的一下一下地蠕动，或者感觉像小鱼在腹中游动，这正是胎动。由于激素的作用，部分孕妈妈的脸上开始出现黄褐斑和黑斑。

第19周

腹部越来越大，腰身明显加粗，行动开始有些不便。由于子宫挤压内脏器官，孕妈妈可能常常会有疲劳感和饱胀感，出现腰痛、尿频、便秘、痔疮等困扰。敏感的孕妈妈可能还会出现水肿、血压升高、心跳加快的情况。

第20周

腰部和腹部继续膨胀，宫底每周大约升高1厘米。胎宝宝也越来越活跃，偶尔能看到肚子上凹凸不平的鼓动，那是小宝贝在"伸展拳脚"呢！

胎宝宝的变化

　　孕5月时候的胎宝宝，手臂和脚都已经长好了，所有的关节也开始活动。从这时开始，胎宝宝的活动会变得越来越频繁，动作越来越有力。皮下脂肪的形成也会让胎宝宝变得更加圆润可爱。

第 17 周

　　胎宝宝的头依然较大，但看起来已经开始和身体的其他部分成比例了。皮下脂肪开始形成，胎宝宝长得越来越快，眉毛和睫毛更长了。肺开始工作，能平稳地吸入、呼出羊水了。

第 18 周

　　胎宝宝已经长到近20厘米，体重约200克。两侧的眼睛开始向前集中，长到正确的位置。肠道开始运动，这时的胎宝宝变得越发活跃，翻转、扭动、拳打脚踢等动作时刻彰显着他的存在。

第 19 周

　　胎宝宝已经长到23厘米左右，差不多有260克了。胎宝宝的感觉器官开始按照区域迅速发展，遍布其体内的神经被称为髓鞘的脂肪类物质包裹起来，使神经绝缘，从而能更加通畅和快速地传递使运动协调和灵巧的信息。

第 20 周

　　本周是胎宝宝味觉、嗅觉、触觉、听觉和视觉等感觉器官发育的关键时期。胎宝宝现在已经能够听到并可以识别出妈妈的声音，而且开始有了脑部的记忆功能。心跳十分活跃，手脚已经能在羊水里自由地活动了。

孕6月(21~24周)

孕妈妈的变化

到了孕6月，虽然多少会有一些孕期不适，不过孕妈妈的身体与心情都趋于稳定，生活会过得非常平稳，还能很清楚地感觉到胎动，胎宝宝的存在也变得异常可爱。

第21周

由于体重的增加，孕妈妈变得比平时更加容易疲劳，特别是上楼梯的时候，走不了几步就会气喘吁吁。

第22周

由于子宫日益增高压迫肺，孕妈妈可能稍微活动多一些就会感到呼吸有点困难。有时孕妈妈稍微走快一点，腹部也会感到一阵剧痛，这是子宫肌肉伸缩引起的，可以把行动节奏稍稍放慢。

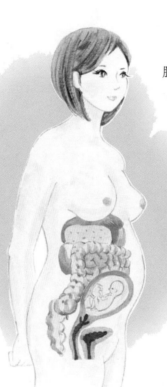

第23周

现在孕妈妈已经是个真正的"大肚婆"了，食欲会持续增加，但由于腹部的隆起影响到消化系统，可能会出现胃胀气、胃灼热等消化不良的症状。有些孕妈妈的乳房会开始分泌初乳，使乳头看起来湿湿的。

第24周

子宫进一步增大，宫高接近20厘米，子宫底高达脐部，孕妈妈自己用手就能明确地判断出子宫的位置。由于身体重心前移，常常会感觉腰酸背痛，下半身疲累，所以要注意多休息。

胎宝宝的变化

　　怀孕进入 6 月以后，胎宝宝会开始发展复杂的神经组织，记忆与思考功能发展迅速。这段时间内，胎宝宝的睡眠模式会固定下来，活动与睡眠的时间互相交替，这一点通过胎动就可以感觉到。

第 21 周

　　胎宝宝用以认知世界的感觉器官继续发育。消化系统更为健全，能够从他吞下的羊水中吸收水分。舌头上的味蕾已经形成，脑和神经终端发育良好。通过超声可以看到，他在吸吮自己的手指或在摸自己的脸蛋。

第 22 周

　　胎宝宝的皮肤不再像以前那样透明了，变得红红的、皱皱的，指甲完全形成并继续生长。如果是个男宝宝，睾丸开始从骨盆向下降入阴囊，原始精子在睾丸里已经形成。

第 23 周

　　胎宝宝的身长已经长大到 28 厘米或者更长，体重差不多也有 500 克。胎宝宝的身体越来越匀称了，看起来很像一个足月的婴儿。内耳的骨头已经完全硬化，听觉也更加敏锐了。

第 24 周

　　现在的胎宝宝差不多有 30 厘米长、630 克重，浑身覆盖着细细的胎毛。他的体内开始生成白细胞以对抗感染，肺部和呼吸功能继续发育和完善。

孕7月(25~28周)

孕妈妈的变化

怀孕7个月左右，全身的血液量增加，孕妈妈非常容易感觉到腰酸背痛和手脚浮肿。这时一定要注意多休息，让全身血液循环变得更通畅。

第25周

身体越来越沉重，手脚出现酸痛，孕妈妈会觉得更加疲倦。有的孕妈妈因血压升高或贫血加重而引发头痛和头晕，心理负担和精神因素也会造成头痛，因此要注意保持心情愉快。

第26周

开始出现下肢水肿，尤其是在腿部。这种水肿现象可以通过多休息、少站立或走动来缓解。孕妈妈的腹部、乳房、臀部周围会出现一些暗红色的妊娠纹，脸上也可能出现妊娠斑。

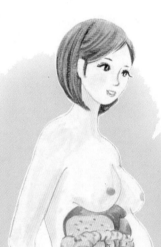

第27周

因子宫逐渐接近肋缘，所以如果孕妈妈常常觉得气短，是正常现象。接近孕中期末尾时，孕妈妈可以明显感受到小宝贝愈发频繁的胎动。

第28周

腹部向前挺得更为厉害，只要身体稍微失去平衡，就会感到腰酸背痛。心脏负担也在逐渐加重，血压开始增高，便秘、痔疮、腿抽筋、失眠等烦恼接踵而至。此时，孕妈妈一定要注意多休息，放松心态，缓解压力。

胎宝宝的变化

此时的胎宝宝正在学习掌握自己的反射神经，已经能依靠自己的意识，操控身体的运作，比如握拳、改变身体方向等。如果因为某些原因导致早产，胎宝宝存活下来的概率很高。

第 25 周

胎宝宝的大脑发育进入一个高峰期，视网膜发育完全，眼皮会动了。口腔和嘴唇区域的神经开始越来越敏感，舌头上的味蕾正在形成，现在胎宝宝已经能通过孕妈妈尝到食物的味道了。

第 26 周

胎宝宝的眼睛、鼻孔、嘴唇慢慢成形。胎宝宝会呼气、吸气，如果把耳朵放在孕妈妈的腹部，还能听到他的心跳声。现在胎宝宝能对爸爸妈妈的触摸做出反应，如果听到音乐声，甚至能随着音乐的节奏而移动。

第 27 周

随着皮下脂肪的增多，胎宝宝越来越"胖"了。现在胎宝宝身长约 34 厘米，体重超过 900 克。胎宝宝的眼睛开始睁开，虹膜开始形成，能够感知到光的变化了。有很多专家认为，胎宝宝从这周开始已经会做梦了。

第 28 周

胎宝宝依然在快速发育着，体重超过 1 千克，大脑已经非常发达，可以逐渐控制自己的身体了。内耳与大脑发生联系的神经通路已接通，对声音的分辨能力大为提高，现在他非常喜欢听到妈妈的声音，孕妈妈不妨多和胎宝宝说说话。

二、必不可少的产检

虽然在孕中期，孕妈妈的健康状况和胎宝宝的发育都较为稳定，但产检依然不可忽视。一些常规检查项目和特殊检查，孕妈妈都需要了解，并根据自己的实际情况和医生的建议合理安排。

孕中期产检安排一览表

孕妈妈于孕早期在医院建档以后，大约每隔四周就要去医院做一次产检。

孕中期产检时间及项目安排

产检周数	常规检查及保健	备查项目
孕 14 ~ 19^{+6} 周	分析首次产前检查的结果 血压、体重、宫底高度、腹围、胎心率 唐氏筛查（妊娠中期非整倍体母体血清学筛查）	羊膜腔穿刺检查胎儿染色体
孕 20 ~ 23^{+6} 周	血压、体重、宫底高度、腹围、胎心率 B 超大排畸（胎儿系统 B 型超声筛查） 血常规、尿常规	宫颈评估（B 型超声测量宫颈长度，早产高危者）
孕 24 ~ 27^{+6} 周	血压、体重、宫底高度、腹围、胎心率 妊娠糖尿病筛查 血常规、尿常规	抗 D 滴度复查（Rh 阴性者） 宫颈阴道分泌物 fFN 检测（早产高危者）

孕中期产检安排重点

孕中期产检主要是为了了解产前检查后有何不适，检查胎儿的发育状况，以便及时发现异常情况，确保孕妈妈和胎宝宝的健康状况。

孕中期检查项目及其意义

	检查项目	检查意义
常规检查	血压	测量血压是每一次产检都要做的项目，看看是否在基础血压之上有所升高或降低
	体重	通过体重测量可以帮助孕妈妈将体重保持在合理范围内，同时也可监测胎宝宝的成长
	宫底高度、腹围	了解胎儿体重增长的情况，估计胎儿大小和羊水量
	胎心率	正常的胎心率为每分钟110～160次。一般来说，胎龄越小，胎心频率越快，通过测量可以了解胎儿的心跳状况
	血常规	了解有无贫血症状以及白细胞、血色素和血小板异常等情况，以便早期发现白血病、再生障碍性贫血、血液病等疾病
	尿常规	依据尿中出现的蛋白质、红细胞、脓细胞等，诊断出体内有哪些异常，及时发现问题
特殊检查	唐氏筛查	判断胎宝宝是否患有唐氏综合征，这是一种染色体异常导致的疾病
	无创DNA（12～26周）	可确定染色体、三倍体等异常
	羊膜腔穿刺	唐氏筛查没有通过的孕妈妈，再进一步做此项检查以确定胎儿是否为"唐氏儿"
	B超大排畸	针对胎儿的重大畸形做筛检，筛查胎宝宝的体表及器官组织有无异常，如脑部异常、四肢畸形等，还可观察胎位、胎盘成熟度，羊水量等情况
	妊娠糖尿病筛查	检查孕妈妈是否患有妊娠糖尿病，以免影响胎宝宝正常的生长发育速度

三、日常生活细安排

孕育生命是一个奇妙而又美好的过程，这过程体现在日常生活中的一点一滴中。步入孕中期，胎宝宝的发育稳定而又迅速，需要孕妈妈更为细心地照顾好自己，才能为胎宝宝的健康成长营造良好的环境。

不宜久坐、久站

女性在怀孕过程中，下肢和外阴部静脉曲张是常见的现象。静脉曲张往往随着怀孕月份的增加而逐渐加重，越接近分娩，静脉曲张越厉害，且有过孕产史的孕妈妈比第一次怀孕的孕妈妈更为常见和严重。这是孕期子宫和卵巢的血容量增加，使得下肢静脉回流受到影响导致的，增大的子宫还会压迫盆腔内的静脉，也会间接阻碍下肢静脉的血液回流，加重静脉曲张。

对此，孕妈妈不宜久坐和久站，也不要负重，以免加重下肢静脉曲张，致使双腿酸痛，甚至肿胀，行动更为不便。如果是已经出现下肢或外阴部静脉曲张的孕妈妈，更要注意休息，严重时需要卧床，可以用弹力绷带缠缚下肢，以防曲张的静脉结节破裂出血。一般来说，孕妈妈分娩后静脉曲张会自行消退，因此不要过于担心。那么，孕中期该保持什么样的站姿和坐姿才是正确而又舒服的呢？

站姿

站立时，应保持两腿平行，两脚稍微分开，把身体的重心放在脚心处，这样不容易感到疲劳。如果特殊情况下需要长时间站立，可采取"稍息"的姿势，一腿在前，一腿在后，并把重心放在后腿上，使前腿得到暂时的休息。过一段时间之后，将前后腿交换一下位置，或者将重心移至前腿即可。

坐姿

坐在椅子上，将后背挺直，靠在椅背上，股关节和膝关节呈直角，大腿保持水平状态。可以将脚下垫高，并将两腿适当地分开，以免压迫到腹部。切忌将双腿交叠，否则会阻碍下半身的血液循环，影响宫内胎宝宝的呼吸和发育。孕妈妈在坐椅子时，动作要轻柔，可以先坐在椅子边上，再慢慢向后移动。

孕中期洗澡有讲究

　　进入孕中期，随着孕妈妈的肚子一天天变大，行动也大不如前，日常生活中要小心行事了，尤其是洗澡，需要特别注意。

♥ 洗澡方式——淋浴

　　孕妈妈洗澡最好采用淋浴的方式，少坐浴，不宜去公共浴室洗澡。正常情况下，女性的阴道保持一定的酸度，能防止病菌的入侵和繁殖。在怀孕期间，尤其是孕中、晚期，胎盘绒毛会产生大量的雌激素和孕激素，且孕激素的分泌量大于雌激素，这会使阴道上皮细胞的脱落多于增生，降低阴道内的乳酸量，从而使其对外来病菌的抵抗力大大降低。如果采用坐浴的洗澡方式，下身泡在水中，有可能使脏水进入阴道，引起阴道炎、宫颈炎、附件炎、羊膜炎等，甚至发生宫内感染，造成早产。

♥ 洗澡时长——不超过 15 分钟

　　洗澡的时间不宜过长，以每次不超过 15 分钟为宜。因为在洗澡过程中，人体的血管会扩张，流入躯干和四肢的血液增多，而进入大脑和胎盘的血液暂时减少，氧气含量也会减少，会引起孕妈妈自身脑部缺氧，发生晕厥。

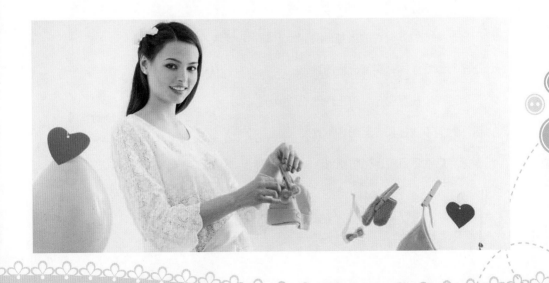

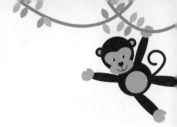

出行的注意事项

孕中期，由于体重的增加和身体比例的改变，孕妈妈的身体重心会前移，韧带也比以前柔软了，因此出行时要格外小心。

行走姿势

孕妇的腹部前凸，重心不稳，行走时最好有人同行。正确的姿势是抬头，伸直脖子，挺直后背，绷紧臀部，尽可能地保持全身平衡，跨步时脚后跟先着地，脚的内侧后着地。

交通出行

尽可能避开上下班高峰期，坐公交、地铁时，选择靠前、靠窗通风的位置，以减少颠簸；如果是自驾出行，一定要系好安全带，平稳驾驶。

不宜去人多拥挤的场所

人多拥挤的地方不仅空气浑浊，易传播疾病，而且人声嘈杂，容易发生意外，甚至有流产的可能性，孕妈妈应尽量远离。

孕中期游泳注意事项

孕期进行适量的有氧运动，对孕妈妈和胎宝宝都是有益的。游泳是孕妈妈的首选运动项目，能使全身的肌肉都得到放松，促进血液循环，减少妊娠反应等，也有利于胎宝宝的神经系统发育。在孕中期游泳时应注意以下几方面。

- 选择卫生条件好、人少的泳池。
- 下水前要先做5分钟的热身运动。
- 下水时戴好泳镜，穿好合适的泳衣。
- 游泳过程中注意安全，防止跌倒或碰撞。
- 游泳时间不宜过长，运动量不宜过大。
- 游泳完后注意保暖，谨防感冒。

小贴士：

除了游泳之外，散步、快走、慢跑、跳简单的韵律舞、爬楼梯等有节奏性的有氧运动，孕妈妈可以每天选择做1~2项，运动强度以自己感觉舒适为度。

孕中期的着装选择

从孕 4 月开始，孕妈妈可以着手准备孕妇装了。虽然体形发生了变化，但是一样可以美美的哦！遵循下面 3 个选购孕妇装的原则，相信孕妈妈一定可以度过美丽又舒服的孕中期。

尺码大小

应以宽大为原则。在整个孕期，孕妈妈的乳房、腹部都在发生明显的变化，同时还会伴有易出汗、手脚浮肿等现象，尺码过小的衣服不仅会影响乳腺的生长发育，导致产后少奶或无奶，还会压迫孕妈妈的下腹部，减少胎盘血流量，造成宫内缺氧，对胎儿的生长发育不利。因此，宜选择宽松的、比孕前大一号的衣服。

衣服质地

应以轻柔、耐洗、吸水和透气为原则，同时考虑到季节性。孕妈妈的新陈代谢较旺盛，体温比正常人偏高，且容易出汗，最好选择透气性强的天然材质，如纯棉、丝绸等，尤其是在夏天，柔软、吸汗、耐洗的纯棉衣物更是首选。选择冬季孕妇装时要注意保护好腹部和腰腿部，以免受寒，可以选择保暖性好的毛料或轻便柔软的孕妇羽绒服。切忌选用有化纤成分的布料，如果这些成分与孕妈妈的皮肤直接接触，可能会增加其敏感性，引起发炎等不适。

款式选择

孕妇装的款式以身体活动不受拘束及方便为原则，至于颜色和图案，可以根据个人的不同爱好和需要选择。

上衣

胸部、腹部、袖口要宽松，宜选择前开襟或肩部开扣、V 字领的上衣。

背带装

包括背带裤、背带裙等，背带装的带子较宽，不会勒到胸部，给人宽松自然的美感。

裤子

运动装的裤子既舒服又无拘束，也可选择腰部可以随着月份的增大而调节的松紧裤。

鞋子

孕期应选购鞋跟较低、穿着舒适的便鞋，到了孕后期还可以选择尺码大一点的鞋子。

孕妇瑜伽，赶走孕期不适

　　孕中期孕妈妈的腹部已经明显地隆起，有了十足的"孕"味。此时期胎盘已经形成，胎宝宝逐渐进入了稳定的生长发育期。与此同时，腰背疼痛、水肿、尿频等孕期不适也接踵而来。练习孕妇瑜伽能有效帮助孕妈妈赶走不适，还能起到安抚胎宝宝的作用。下面推荐两个瑜伽体式。

猫式——舒展骨盆，放松肩颈

▶ 功效：舒展骨盆，缓解腰背部酸疼，加强背部力量。

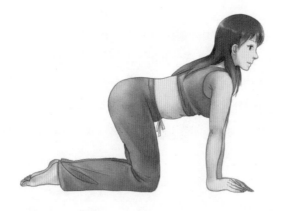

步骤 01

　　孕妈妈身体呈四脚板凳状跪立，双手和双膝着地，脚背贴地。双臂、双腿分开，与肩同宽，且大腿与地面垂直。

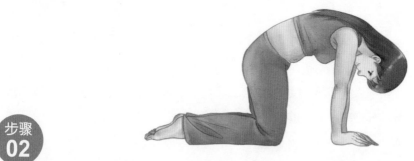

步骤 02

　　吸气，抬头、提臀、塌腰，双眼尽量向上看；呼气，低头、含胸、拱背，收紧腹部肌肉，用下巴触碰锁骨，臀部尽量向下沉，大腿始终垂直于地面。重复5～10次练习后，休息放松，身体还原。

站立踢腿式——活动下肢，改善水肿

▶ 功效：活动腿部，改善下肢水肿、抽筋等不适。

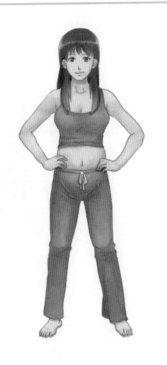

步骤 01

　　孕妈妈自然站立，双脚分开，与肩同宽，双手叉腰，腰背部挺直，双眼平视，目光直视前方。

 步骤 02

　　吸气，将右腿和右脚向斜前方踢出去，脚尖保持往回钩的状态，上半身保持不动；呼气，将右脚收回，换左脚练习。

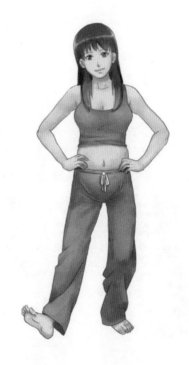

居室内摆放花草有禁忌

在家里摆放花草，能使人亲近自然，保持心情愉快，但是如果家中有孕妇，摆放花草就要注意了，因为不是所有的花草都适合在孕期摆放，有些植物花卉会威胁人体健康，甚至危害到腹中的胎宝宝。

有的花草会引起孕妈妈过敏，如万年青、五彩球、洋绣球、仙人掌、迎春花、天竺葵等，如果这些花草与孕妈妈的皮肤直接接触，甚至汁液不小心滴到皮肤上，可能引起皮肤过敏反应，出现瘙痒、皮肤黏膜水肿等症状。

一些花草具有浓郁的香气，如茉莉花、水仙、木兰、丁香、月季等，如果摆放在居室内，会引起孕妈妈嗅觉不灵、食欲不振，甚至出现头痛、恶心、呕吐等不适，对保胎安胎不利。

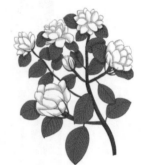

还有一些本身有毒的花草，无论家中是否有孕妇，都不宜摆放，如黄杜鹃、郁金香、一品红、夹竹桃等。

夏季不宜长时间使用电扇和空调

孕妈妈的新陈代谢较为旺盛，皮肤散发的热量比一般人多，在炎热的夏季出汗更多，因此常常借助电扇或空调纳凉，这是必要的，但要注意这两者的使用时间均不宜过长，否则孕妈妈易出现头晕头痛、疲乏无力、食欲不振等不适。

电扇和空调的风吹到皮肤上时，汗液蒸发会使皮肤温度骤降，导致表皮毛细血管收缩，血管的外周阻力增加，从而使血压升高，血流量增多，而头部的皮肤血管丰富，充血明显，对冷的刺激敏感，因而易头晕头痛。为了调节全身的体温，各神经系统和器官组织必须

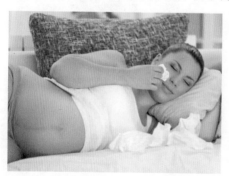

加紧工作，时间长了，人反而容易疲劳。因此，夏季不宜长时间使用电扇和空调。

另外，孕妈妈出汗较多时，不要马上吹电扇或者直吹空调，因为这时全身的皮肤毛孔疏松，汗腺打开，邪风极易趁虚而入，轻者会造成伤风感冒，重者高热不退，危及母体和胎儿的健康。

做好皮肤保养，留住美丽肌肤

孕中期的激素和生理变化使得孕妈妈的各种肌肤问题横生，妊娠纹、色素斑、皮肤干燥、没有光泽……种种都困扰着爱美的孕妈妈。其实，只要做好皮肤保养，一样可以留住美丽肌肤，做健康美孕妈。

洗脸是清洁皮肤的第一步，也是重中之重。孕妈妈可以早晚各洗1次，清洗时使用温水和性质温和的洗面奶，洗完后涂抹必要的护肤品。夏季易出汗，可适当增加洗脸次数，并注意随时补充水分。

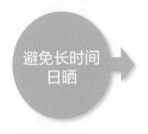

日光中的紫外线是一种具有较高能量的电磁辐射，有显著的生物学作用。一定时间和强度的日晒容易使孕妈妈皮肤上的色素斑点加深或增多，还可能晒伤，引起日光性皮炎。尤其是夏季，一定要做好防晒工作，外出时尽量穿长袖上衣，戴上遮阳帽，必要时涂抹防晒霜，并尽量避免在紫外线最强的11～15点进行户外活动。

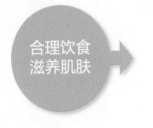

保持良好的饮食习惯，不仅能为自身和胎宝宝补充孕期所需的营养物质，对于肌肤的滋养同样重要。维生素C和维生素 B_6 是促进皮肤再生的两个重要营养素，孕妈妈在孕期可适当多吃富含这两种维生素的食物，如柠檬、苹果、香蕉、猕猴桃、花菜、土豆、菠菜、黄豆等。如果皮肤特别干燥，可以摄取含有不饱和必需脂肪酸或亚麻油酸的流食，以改善肤质。

按摩既可以加快皮肤的血液循环，增强新陈代谢，使皮肤细嫩白皙，又能增强皮肤的抵抗力，减少妊娠纹等皮肤问题的出现。具体的按摩方法是：洁面后均匀地涂上按摩膏，然后用中指和无名指从脸的中部向外侧螺旋式按摩约50次，最后用热毛巾擦干净即可。每天坚持按摩，对皮肤十分有益。

四、营养与饮食齐关注

孕中期是胎盘形成、胎宝宝稳定又快速生长的时期，营养补充要及时、全面。同时，孕妈妈的早孕反应基本消失，胃口大开，可以摄取多种有益于自身和胎宝宝发展的食物。但需注意，吃得过多不利于胎儿健康。坚持正确的饮食原则，科学进补，方是养胎之道。

孕4月营养与饮食指导

孕4月，胎儿进入了迅速生长期，对各种营养物质的需求大大增加。因此，孕妈妈要根据自身的营养状况和胎宝宝发育的营养需求，摄取本月所需的必需营养素，同时还应把握好本月的饮食原则。

本月饮食原则

合理加餐

过了孕早期，孕妈妈的胃口逐渐变好，可能会摄取大量的食物，但要注意尽量做到不偏食、不挑食，并坚持少食多餐、合理膳食的饮食原则，在控制每日食物总量的基础上，合理加餐，以减少饥饿感，同时避免进食过多导致孕期肥胖。

注重荤素和粗细搭配

女性在孕期所摄取的食物，可能会影响到胎宝宝出生后对某些食物的偏好，这可能就是人们在食物口味偏好选择方面的最初根源。因此，孕妈妈不要一味吃肉、吃精细粮，应注重荤素搭配、粗细搭配，对健康有益。

忌食高脂肪、高能量食物

虽然胃口大开，但不是什么食物都可以大快朵颐。孕妈妈尤其要注意避免高糖分、高能量和高脂肪食物的摄入，以免加重脂肪堆积，不利于分娩和产后身体恢复。

少吃冷饮

怀孕后，孕妈妈的肠胃功能会相对减弱，过量食用冷饮，会刺激消化系统，使胃肠血管急剧收缩，导致出现腹泻、腹痛等症状，对孕妈妈自身不利。胎宝宝对冷的刺激也十分敏感，孕妈妈一旦吃过多冷饮，胎儿可能会躁动不安，不利于养胎和安胎。

必需营养素

二十二碳六烯酸

孕4月是胎儿脑部的迅速发育期，因此，从本月开始，孕妈妈要适当补充二十二碳六烯酸（DHA）。DHA与胆碱、磷脂都是构成大脑皮质的重要物质，有维持细胞膜完整性及促进脑部发育、提高人的记忆力等作用，是大脑营养的必需物质。此外，DHA还能促进视网膜细胞发育。孕妈妈可多吃核桃、榛子、深海鱼等。

蛋白质

整个孕中期，胎宝宝需要大量的蛋白质构成肌肉筋骨，而孕妈妈也需要充足的蛋白质，以供给子宫胎盘和乳房的发育。孕中期每天蛋白质的供给量以75～95克为宜。豆制品、瘦肉、鱼、蛋、乳类都富含优质蛋白质，孕妈妈可以根据自己的喜好选择，尽可能保持摄入食物的多样化。

钙和维生素D

本月是胎宝宝开始长牙根的时期，牙齿和骨骼的发育离不开钙，因此孕妈妈要多吃含钙的食物，如牛奶及各类奶制品、豆制品、花生、西蓝花、绿叶蔬菜、葵花籽、核桃、虾米、虾皮、蛋黄等。孕中期应每天补充1000毫克钙，补钙的同时注意搭配补充适量维生素D，以促进钙的吸收和利用。维生素D主要存在于海鱼、动物肝脏、瘦肉、鱼肝油、乳酪等食物中，每日维生素D的需求量为10毫克。

除了食物来源之外，钙和维生素D还来源于自身的合成。阳光是宝贵的"促营养素"，可以帮助维生素D的合成与钙的吸收，孕妈妈除了从饮食摄取钙和维生素D外，还可以多去户外晒晒太阳。

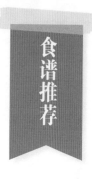

食谱推荐

胡萝卜片小炒肉

原料： 五花肉300克，去皮胡萝卜190克，蒜苗40克，香菜少许。

调料： 生抽、料酒各5毫升，白糖、鸡粉各2克，豆瓣酱30克，食用油适量。

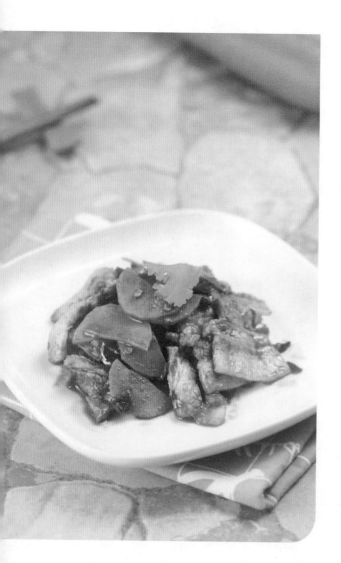

做法：

1. 洗净的五花肉去皮，切薄片，洗好的胡萝卜去皮，切片，洗净的蒜苗切段。

2. 热锅注油，倒入切好的五花肉，煎炒约2分钟至其边缘微微焦黄。

3. 放入豆瓣酱，炒匀，加入切好的胡萝卜，稍炒1分钟至断生。

4. 淋入料酒、生抽、鸡粉、白糖，炒匀，倒入蒜苗，翻炒2分钟至入味。

5. 关火后盛出菜肴，装盘，放上香菜点缀即可。

扫一扫·轻松学

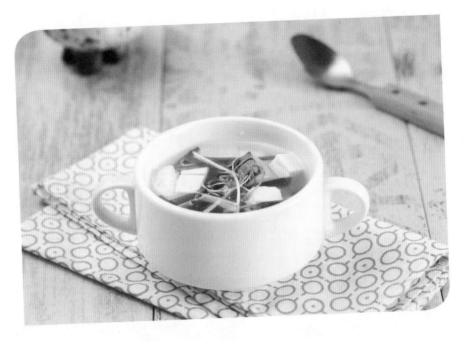

海带豆腐冬瓜汤

原料： 豆腐 170 克，冬瓜 200 克，水发海带丝 120 克，姜丝、葱丝各少许。

调料： 盐、鸡粉各 2 克，胡椒粉少许。

扫一扫·轻松学

做法：

1. 将洗净的豆腐切开，改切条形，再切小方块。

2. 洗净的冬瓜切小块，备用。

3. 锅中注水烧开，撒上姜丝、葱丝，放入冬瓜块。

4. 倒入豆腐块，再放入洗净的海带丝，拌匀。

5. 用大火煮约 4 分钟，至食材熟透，加入少许盐、鸡粉。

6. 撒上适量胡椒粉，拌匀，略煮至汤汁入味。

7. 关火后盛出煮好的汤料，装入碗中即成。

孕5月营养与饮食指导

从怀孕第5个月起，孕妇的基础代谢率显著增加，每天所需要的营养也比平时多了。体重或许一不注意就增加过多，因此坚持科学的饮食原则，补该补的营养素，就显得尤为重要了。为了自身和胎宝宝的健康，从饮食细节做起吧。

本月饮食原则

正确选择保健食品

这个月孕妈妈或许会担心自己的营养摄取不足而选择一些孕期保健食品食用，保健食品具有增智益脑、抗衰老、免疫调节等功效，并适用于特定的人群，但不是以治疗疾病为目的的。因此，孕妈妈在选择保健食品时，要以自身的健康状况、年龄、身体素质等为依据，掌握"缺什么补什么"的原则，最好在专业人士的指导下进行补充。不要随便听信不负责任的广告宣传，选购之前应仔细阅读产品说明，注意生产日期和保质期，尤其应注意产品是否经食品或药品监督管理部门审批（有无正规批准文号）。为了方便消费者能够选择有质量保证的保健品，国家卫生行政管理部门依次审批了一系列保健品，并给它们打上了保健食品的蓝色标志，孕妈妈在选择时可以参考。

防止营养过剩

孕中期需加强饮食和营养的摄入，但并非吃得越多越好。怀孕5个月时，孕妈妈下腹部已经明显隆起，腹部伴有下坠、松弛之感，食物在胃里不易消化，因此不宜暴饮暴食。饮食一旦过量，还会造成营养过剩，不仅会导致体重超重，对胎儿的生长发育也是不利的，易形成巨大胎儿或使宝宝出生后患小儿肥胖症。对于日后的分娩来说，孕妈妈此期吃得过多，体内脂肪蓄积过量，会导致组织弹性减弱，导致滞产或分娩过程中出现大出血。由此可见，孕妈妈要合理安排饮食，每餐最好吃七八分饱，防止营养过剩。

必需营养素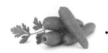

维生素 A

考虑到胎宝宝这个月的骨骼发育和即将开始的视网膜发育，孕妈妈可以补充适量的维生素 A。维生素 A 还能促进细胞分化，对维持正常妊娠、胚胎及胎盘发育有着重要的影响。饮食中可适当增加动物肝脏、奶、蛋黄、胡萝卜、南瓜等含维生素 A 较多的食物的摄入。但摄入维生素 A 过多会使孕妈妈出现食欲降低、皮肤干燥发痒、恶心、肌肉无力等症状，并对胎宝宝有致畸作用，因此孕妈妈宜采用食补的方式，尽量不服用维生素 A 制剂。孕 5 月每天补充 800 ～ 1200 微克维生素 A 即可。

铁

铁是人体生成红细胞的主要原料之一，正常妊娠时，孕妈妈的血容量要增加 50%，这就需要大量的铁元素来形成额外的红细胞。因此，在孕期应特别注意补铁。随着孕程的推进，铁的需求量也随之增加，孕中期每天补充 20 毫克铁较为合适。一般来说，食物的颜色越深，铁的含量越高，而其中又以红色的动物性食物所含的铁最易被人体吸收，例如动物肝脏、瘦肉、猪血等。除此之外，鸡蛋、海带、芹菜、上海青（上海白菜）、苋菜、红枣、坚果、樱桃等也含有大量的铁，适合孕妈妈食用。

如果孕妈妈在此期间出现贫血，除了要从食物中大量摄取铁元素之外，还应根据医嘱服用硫酸亚铁，建议每日 3 次，每次 0.3 ～ 0.6 克；或服用 10% 枸橼酸铁，每日 3 次，每次 10 毫克。为加强铁剂的吸收，减少对胃肠道的刺激，宜同时服用 0.1 ～ 0.2 克的维生素 C。等贫血症状有所好转之后，还应继续服药 1 ～ 2 个月。

孕 5 月进补正当时，除了上述两种主要的营养素之外，孕妈妈还要合理补充其他孕期所需的营养素，以维持胎宝宝的正常生长和健康发育。

食谱推荐

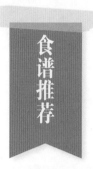

明太鱼香菇粥

原料： 水发大米 170 克，明太鱼 90 克，鲜香菇 55 克。

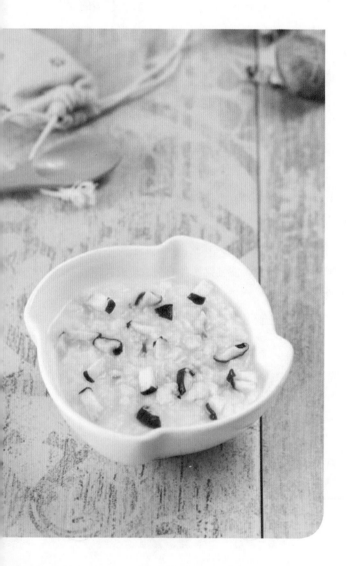

做法：

1. 处理好的明太鱼去骨取肉，将鱼肉切条，再切碎。

2. 洗净去蒂的香菇横刀切开，切细条，再切小粒，待用。

3. 锅中注水烧开，倒入泡发好的大米，放入香菇、明太鱼，拌匀。

4. 盖上锅盖，大火煮开后转小火煮 30 分钟。

5. 掀开锅盖，搅拌片刻。

6. 关火后将煮好的粥盛出，装入碗中即可。

扫一扫·轻松学

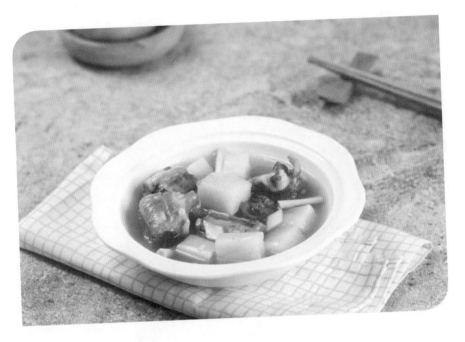

土豆炖排骨

原料： 排骨 255 克，土豆 135 克，八角 10 克，葱段、姜片各少许。

调料： 料酒 10 毫升，盐、鸡粉各 2 克，生抽 4 毫升，食用油适量。

扫一扫·轻松学

做法：

1. 洗净去皮的土豆切粗条，改切成块。

2. 锅中注水烧开，倒入处理好的排骨，汆去血水和杂质，捞出沥干。

3. 用油起锅，倒入葱段、姜片、八角，爆香，倒入排骨、料酒，炒匀。

4. 倒入土豆块，淋入生抽，炒匀，加入适量的清水。

5. 盖上盖，大火煮开后转小火炖煮 30 分钟。

6. 掀开锅盖，加入盐、鸡粉，翻炒调味。

7. 关火后将炖好的菜肴盛出，装入盘中即可。

孕6月营养与饮食指导

怀孕6个月的时候，胎儿通过胎盘吸收的营养大大增加，是初孕时的五六倍。孕妈妈这时会常常感到饿，且异常能吃，很多以前不喜欢的食品反倒成了最爱。孕妈妈可以利用这一时期做好饮食调整，增强体质，加强营养吸收。

本月饮食原则

控制盐分摄入

过了孕20周，孕妈妈应警惕妊娠中毒症的发生。妊娠中毒症是指妊娠20周以后出现高血压、水肿及蛋白尿，严重时可出现抽搐与昏迷。为此，要特别注意在饮食中控制盐分的摄入，一天的盐分摄入量应维持在6克之内，以免加重肾脏的负担。除了减少盐分的直接摄入外，很多酱油、酱等调味料中的盐分含量也很高，在日常烹调中，宜少用此类重口味调味料。

适当吃香辛食物

过多食用香辛类的食物作料如辣椒、花椒、胡椒、小茴香、八角、桂皮、五香粉等，容易引发便秘。便秘会增加孕妈妈在解便时的腹部压力，压迫子宫内的胎儿，对其健康发育不利。

蔬菜水果不能少

新鲜的蔬菜和水果是摄取维生素和膳食纤维的优选食物，孕妈妈应保持每天摄取适量蔬果的习惯。热性的水果可以交替着吃，例如橘子、桂圆；凉性的水果也可以适当吃一些，能有效调整胃口和帮助消化，但一次不要吃太多；中性的水果可以根据自己的口味和爱好适量吃，例如苹果、香蕉、枣、桃等。蔬菜也是不可或缺的，特别推荐番茄，糖含量低，既可以生吃，也可以做菜，喜欢酸口味的孕妈妈不妨试试。

必需营养素

碳水化合物

碳水化合物是胎儿新陈代谢的必需营养素。胎儿在孕中期会消耗孕妈妈更多的能量来长身体，而孕妈妈在孕期比孕前要消耗更多的能量，一旦缺乏碳水化合物，会全身无力、疲乏，血糖含量降低，产生头晕、心悸、脑功能障碍等，严重者还会出现低血糖昏迷。孕妈妈的血糖水平不能维持平衡，就会影响胎儿的正常代谢和生长。可见，适量摄入优质的碳水化合物对孕妈妈和胎儿都是很重要的。孕妈妈应保证每餐都摄入适量主食，如米饭、粥、面条等，水果等也含有碳水化合物，可适当吃一些。

牛磺酸

牛磺酸是一种含硫氨基酸，主要存在于动物内脏、瘦肉、牡蛎及蛤类食物中，对胎宝宝的大脑发育起着重要的作用，可促进神经细胞的形成和神经网络的完善，还能促进胎儿体内各种组织的新陈代谢和各类器官的生长发育，增强其学习和记忆的能力，并加强钙和脂肪等营养素的吸收，维持胎儿视网膜生理功能等。除此之外，孕妈妈适当摄取牛磺酸，还能降低自身的胆固醇，有效控制体重，减少妊娠高血压的发病率。孕妈妈多吃牛磺酸含量高的食物，对自身和胎宝宝都大有裨益。

胆碱

本月，胎儿身体中主管记忆的海马体开始发育，并一直持续到孩子 4 岁。如果在海马体发育初期，孕妈妈出现胆碱缺乏，就会导致胎儿的神经细胞凋亡，新生脑细胞减少，进而影响到大脑发育。可见，胆碱是胎儿脑部发育必不可少的营养素之一。尽管人体可以合成胆碱，但由于女性在孕期、哺乳期对胆碱的需求量会增加，所以还应从食物中主动摄取。胆碱主要存在于蛋类、动物脑、动物心脏与肝脏、绿叶蔬菜、啤酒酵母、麦芽、豆类等食物中，其中，蛋黄中的胆碱含量最高。花生、柑橘、土豆和奶制品中也含有一部分胆碱。据《中国居民膳食营养素参考摄入量》建议，孕妇和乳母每天摄入的胆碱量应为 500 毫克。

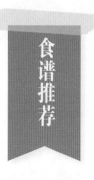

食谱推荐

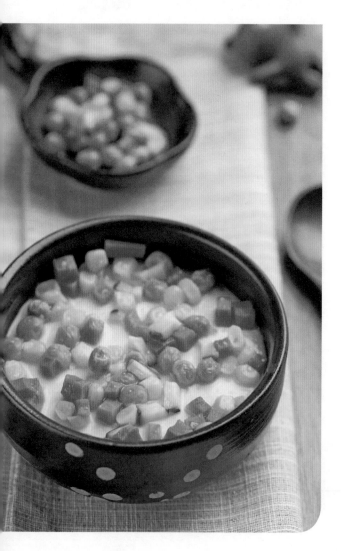

彩蔬蒸蛋

原料： 鸡蛋2个，玉米粒45克，豌豆25克，胡萝卜30克，香菇15克。

调料： 盐、鸡粉各3克，食用油少许。

做法：

1. 将洗净的香菇、胡萝卜切丁。

2. 锅中注水烧开，加少许盐、食用油，倒入胡萝卜、香菇，拌匀，煮约半分钟。

3. 放入洗好的玉米粒、豌豆，煮约1分钟，捞出待用。

4. 鸡蛋打入碗中，加少许盐、鸡粉，边搅拌边倒清水，至混合均匀，倒入蒸盘，待用。

5. 将焯过水的材料装碗，加少许盐、鸡粉、食用油，拌匀。

6. 蒸锅上火烧开，放入蒸盘，盖上盖，用中火蒸约5分钟。

7. 揭开盖，将拌好的材料铺放在蛋液上，用中火再蒸约3分钟，取出即可。

扫一扫·轻松学

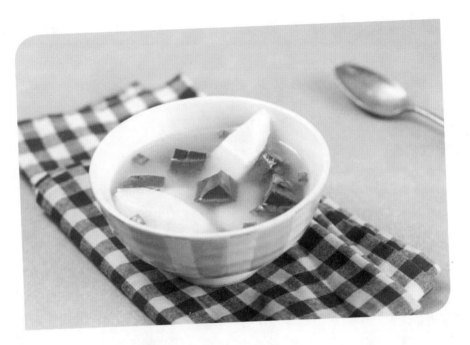

猪血山药汤

原料： 猪血 270 克，山药 70 克，葱花少许。

调料： 盐 2 克，胡椒粉少许。

扫一扫·轻松学

做法：

1. 洗净去皮的山药用斜刀切段，改切厚片，备用。

2. 洗好的猪血切开，改切小块，备用。

3. 锅中注水烧热，倒入猪血，拌匀，汆去污渍，捞出沥干。

4. 另起锅，注入适量清水烧开，倒入猪血、山药。

5. 盖上盖，烧开后用中小火煮约 10 分钟至食材熟透。

6. 揭开盖，加入少许盐，拌匀，关火后待用。

7. 取一个汤碗，撒入少许胡椒粉，盛入汤料，点缀上葱花即可。

孕7月营养与饮食指导

孕中期的最后一个月，胎宝宝长得更快了，因此胎儿需要贮存的营养素增多，孕妈妈需要的营养也达到了高峰。为此，应做到膳食多样化，扩大营养素来源，保证营养素和能量的充分供给。

本月饮食原则

多吃益智食品

本月是胎宝宝大脑发育的重要时期，大脑的发育离不开脂类、蛋白质、碳水化合物、B族维生素、维生素C、维生素E和钙这7种营养成分，在日常饮食中充分保证这7种营养成分的摄入量，能在一定程度上促进胎儿大脑细胞的发育。富含这7种营养素的食品被称为益智食品，主要包括：大米、小米、玉米、红豆、黑豆、核桃、芝麻、红枣、木耳、黄花菜、海带、紫菜、花生、鹌鹑蛋、牛肉、兔肉、羊肉、鸡肉、草莓、金橘、香蕉、苹果、猕猴桃、芹菜、莲藕、胡萝卜、橄榄油等。

适当吃些苦味食物

苦味可以刺激人的味蕾，激活味觉神经，也能刺激唾液腺分泌唾液，帮助胃液和胆汁的分泌，增进孕妈妈食欲、促进消化、增强免疫力等。苦味的食物主要有苦荞、苦菜、苦瓜、芹菜叶、莴笋叶、杏仁等。此外，莲子心具有很好的清热解毒功效，可用沸水浸泡后饮用，能缓解孕期烦躁情绪。

不要贪恋"高钙"

补钙过量，胎儿有可能得高钙血症，出生后易出现颌骨变宽而突出、主动脉狭窄等，既不利于生长发育，也会影响孩子的面部健康。一般来说，孕期只要从日常的鱼、肉、蛋等食物中合理摄取钙元素就可以了，切忌大量服用钙片，喝过多的牛奶等，以免适得其反。如果是身体检查发现缺钙的孕妈妈，需在医生的指导下补充钙和维生素D制剂。

必需营养素

卵磷脂

膳食纤维

卵磷脂是构成神经组织的重要成分，能保障大脑细胞膜的健康及正常功能的发挥，确保脑细胞的营养输入和废物输出。对于处于大脑发育关键时期的胎宝宝来说，卵磷脂是非常重要的益智营养素，它和DHA、二十碳五烯酸（EPA）、脑磷脂一起被称为"脑黄金"。因此，孕妈妈应重点补充富含卵磷脂的食物，如蛋黄、坚果、肉类、豆制品等。

孕中晚期是孕期便秘的多发时段，此期间可补充膳食纤维，虽然不能被人体吸收，但能很好地清理肠道，刺激肠胃蠕动，预防便秘。膳食纤维还能增加饱腹感，有利于控制孕中期的体重，每日可摄入35克左右膳食纤维。孕妈妈可多食用燕麦粥、黑面包、糙米、麦麸、豆类、新鲜蔬菜、水果、坚果等食物。

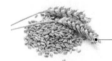

B 族维生素

B族维生素是人体组织必不可少的营养元素之一，它参与人体内碳水化合物、蛋白质以及脂肪的代谢，可以预防巨幼细胞性贫血，治疗脂溢性皮炎、痤疮等，同时还能用于脚气病的治疗。孕妈妈摄入的B族维生素可发挥多种作用。其中，维生素 B_1 有"大脑维生素"之称，对脑神经的传递有重要作用；维生素 B_2 又称核黄素，是一种促生长因子，能使胎儿的皮肤细腻柔嫩；维生素 B_6 是一种水溶性维生素，大脑形成神经递质必须有它的参与；维生素 B_{12} 是一种造血维生素，细胞再生与造血都离不开它。

水

孕妈妈和胎儿都需要水分，到了孕7月，孕妈妈每天应保证喝6杯水，促进身体的新陈代谢和排毒。不过，为了避免妊娠水肿，晚上应少喝水，在白天分几个时段少量多次补充即可。

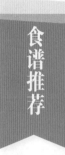

食谱推荐

素炖豆腐

原料： 豆腐 80 克，白菜 120 克，姜片、蒜瓣各 5 克，葱段 6 克。

调料： 盐 2 克，食用油适量。

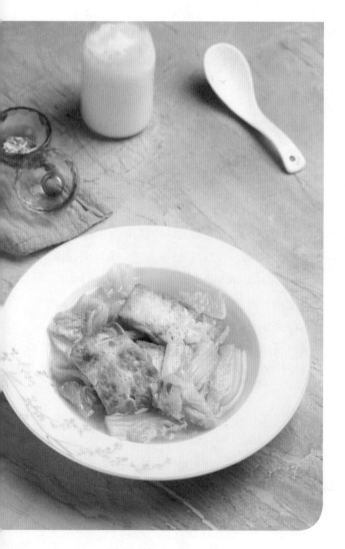

做法：

1. 洗净的白菜对半切开，切块，改切成条。

2. 将洗好的豆腐切厚片，蒜瓣切片。

3. 洗净的葱段切小段。

4. 沸水锅中倒入切好的白菜，汆烫约 1 分钟至断生，捞出。

5. 用油起锅，放入豆腐片，煎约 2 分钟至底部焦黄，翻面。

6. 放入姜片、蒜片、葱段，爆香，注适量清水至没过锅底。

7. 放入汆烫好的白菜，搅匀，加盖，炖 5 分钟至食材熟软。

8. 揭盖，加入盐，搅匀调味，关火后盛出即可。

扫一扫·轻松学

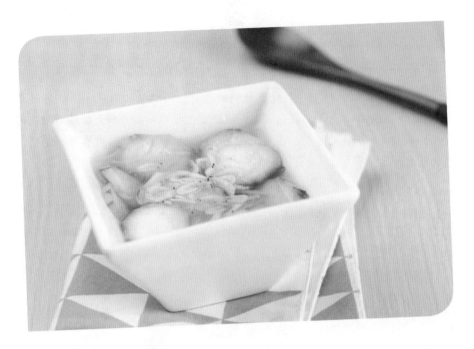

丝瓜虾皮汤

原料： 去皮丝瓜 180 克，虾皮 40 克。

调料： 盐 2 克，芝麻油 5 毫升，食用油适量。

扫一扫·轻松学

做法：

1. 洗净去皮的丝瓜切段，改切成片，待用。

2. 用油起锅，倒入丝瓜，炒匀。

3. 注入适量清水，煮约 2 分钟至沸腾。

4. 放入虾皮，加入盐，稍煮片刻至入味。

5. 关火后盛出煮好的汤，装入碗中，淋上芝麻油即可。

五、智慧胎教天天做

每一位孕妈妈都想生一个健康聪明的宝贝，而科学的胎教方法能通过视觉、听觉、触觉等多方面的良性刺激，促进胎宝宝感知能力和大脑神经细胞的发育，从而达到优生的目的。在不同的月份，宜根据胎宝宝的发育情况制定不同的胎教方案。

孕4月胎教方案

孕4月是孕中期的开始，孕妈妈已经过了早孕反应强烈的时期，现在相对轻松了很多，胎宝宝的发育也进入了稳定期，并"日新月异"地成长着。

本月胎教重点

怀孕4～5个月时，胎儿对声响就有反应了，在子宫内能分辨和听到各种不同的声音，并能进行"学习"，形成"记忆"，可影响到出生后的发音和行为。孕妈妈或家人应用富有感情的语言，有目的地对胎宝宝讲话，给胎宝宝的大脑皮质输入最初的语言印记，为后天的学习打下良好的基础。

到了孕中期，胎儿的脊柱神经开始生长，并能做吸吮、吞咽、踢腿等一系列动作，会对外界的触摸做出一定的反应。孕妈妈可以带着胎宝宝练练瑜伽、做做有氧运动等，即为运动胎教。

孕4月胎教推荐

借助书刊做文学语言胎教

文学是一种充满感性色彩的艺术，它和音乐一样，容易对人的情绪产生影响。在读文学作品时，一定要倾注情感，通过富有感情的声调与宝宝交流。对于书刊的语言讲解则要视觉化，以便更具体地传递给胎宝宝相关的信息。

接受大自然美的熏陶

孕妈妈每天早上可以去环境幽静的公园、河畔或树林中散散步，或者在假期和家人一起去郊外游玩。这些地方空气清新，负离子多，环境优美，一边散步，一边呼吸新鲜的空气，欣赏大自然的美景，不仅有利于增强孕妈妈对胎儿的供氧能力，而且能把自己美好的感受和愉悦的心情传达给腹中的胎宝宝，让其接受大自然美的熏陶。

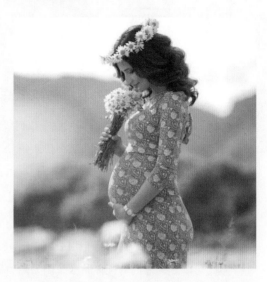

练习瑜伽腹式呼吸

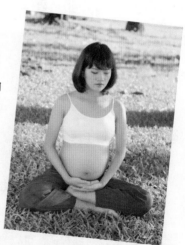

和腹中的胎宝宝一起练习瑜伽也是良好的胎教方式之一。一张瑜伽垫，一首舒缓的曲子，一个轻柔的动作，在一呼一吸之间，让孕妈妈的心情归于平静，同时也带给胎宝宝更温柔的呵护。腹式呼吸具体的操作方法是：仰卧在瑜伽垫上，双手轻轻搭放在腹部，吸气时，把空气直吸到腹部，同时手随着腹部的隆起而抬高，吸气越深，腹部隆起就越高，随着腹部的扩张，膈肌就会下降；接着呼气，腹部向内朝着脊柱的方向回收，凭着尽量收缩腹部的动作，把所有的废气、浊气从体内呼出来，膈肌自然而然地升起。如此重复练习 5 ~ 10 组即可。

孕5月胎教方案

到孕5月，孕妈妈的怀孕历程已经度过了一半，同时子宫还不算太大，不至于使胃部受到压迫，因此食欲会增加，胎宝宝的身长和体重也在有规律地成长和发育，胎教变得更加重要。

本月胎教重点

胎宝宝五个月大时，在孕妈妈的肚子里已经会感受很多事物了。通过超声检查，我们可以明确感受到孕妈妈的心跳会传达给胎宝宝。这一时期是实施对话胎教法的大好时机。不只是孕妈妈，准爸爸也可以参与其中，男性特有的粗犷、浑厚的嗓音更适合胎儿的听力功能。实验证明，胎儿在孕妈妈柔声细语的声音中，忽然听到另一个雄壮的低音，他会表现出极大的活跃。这种对话法能让胎宝宝时刻感受到家人对他的关爱，有效刺激胎宝宝的脑部发育。

本月可以延续之前的抚摸胎教，因为随着胎宝宝的长大，其触觉发展会越来越灵敏。在进行抚摸的过程中，可以配合语言、音乐的刺激，能获得更佳的胎教效果，例如做胎儿体操，主动轻抚腹部，将耳机调到适度的音量在孕妈妈的腹部放几分钟的欢快乐曲等。开展胎儿抚摸胎教的理想时间是每天傍晚，因为这个时候的胎动最为频繁与活跃。抚摸后如无不良反应，可增至早晚各一次。对有早期宫缩的孕妈妈，不可频繁使用抚摸动作。

孕5月胎教推荐

准爸爸子宫对话

子宫对话一般指的是孕妈妈与胎宝宝的沟通方法，通过对话，可以将孕妈妈的情感、心绪、思考等，传达给胎宝宝。到了怀孕5个月的时候，准爸爸就可以参与其中了，每天坚持对胎宝宝说说话，唤起胎宝宝的积极反应。

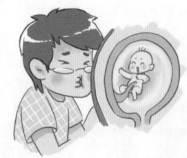

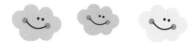

旅行也是一种胎教

怀孕 5 个月的孕妈妈处于一个较为稳定的时期，肚子也不太大，早孕反应消失，胎宝宝稳定成长，这是较适合出门旅行的时期。通过旅行，接触大自然，整个人都会有种豁然开朗的感觉。当这种感觉传递给胎宝宝，能有效促进他的听力、脑部和感知能力的发育。在旅行途中，要注意保护好自己和胎宝宝，若感觉疲劳，请稍作休息；若有任何身体不适，如下体出血、腹痛、腹胀、羊水早破等，应立即就医。

触压拍打练习

本月胎动会越来越明显，准妈妈可以在抚摸胎教的基础上进行一些轻轻的触压拍打练习。具体做法是：准妈妈先排空小便，仰面平卧在床上，然后放松腹部，先用手在腹部从上至下、从左至右来回抚摸，并用手指轻轻按下再抬起，然后做一些按压和拍打的动作，给胎儿以触觉的刺激。准妈妈也可以采取其他姿势，如将上身垫高，采取半仰卧姿势。不论采取什么姿势，自己一定要感到很舒适。

注意胎儿的反应类型和反应速度。不同的胎儿反应速度有快有慢，有的可能马上给出回应，但大部分的胎儿刚开始时不会做出反应，准妈妈不要灰心，一定要坚持有规律地去做。一般过了几个星期后，胎儿就能听懂准妈妈的语言了，并会对触压动作有所反应，如身体轻轻蠕动、手脚活动等。这样的情况就可以继续抚摸胎教。注意动作一定要轻柔，如果感觉到胎儿用力挣扎或者蹬腿，应立即停止。

刚开始时每次可以练习 5 分钟，胎儿做出反应后，每次可以练习 5 ~ 10 分钟。一般早晚各一次，要选择在胎儿精神状态良好时进行，如傍晚胎动频繁时。准爸爸也可以协助准妈妈完成。

孕6月胎教方案

越来越鼓的肚皮和稍稍胖起来的身体并没有带走孕妈妈的美丽，反而增添了独特的韵味。胎宝宝的五官也基本发育成熟了，此时此刻，用胎教把爱传递给他，让他健康快乐地成长吧！

本月胎教重点

妊娠第6个月，胎宝宝的五官已基本发育成形，他的嘴唇、眉毛和眼睫毛已"各就各位"，清晰可见，视网膜也已形成，视觉正在慢慢发育，并具备一定的功能，对光线非常敏感，为此，可在胎儿觉醒时进行视觉功能训练。可以选择用色彩做胎教、绘画胎教等。

6个月的胎宝宝肌肉发育较快，体力增强，越来越频繁的胎动表明了他的活动能力。因此，本月的胎教重点也包括了运动胎教。统计表明，常运动的胎宝宝出生后身体素质比较高，胎儿也有规律作息。运动胎教要适量，可以采用多种运动交替进行的方式，不仅增添趣味性，而且不至于过于劳累。

孕6月胎教推荐

巧妙布置卧室颜色

不同的颜色对人的情绪有不同的影响，例如，黑色会使人感到心烦意乱、情绪低沉、躁动不安和极度疲劳，淡蓝色、粉红色等色调会给人洁净安静的感觉，使人的性情柔和，白色则会给人淳朴、坦率的感觉。为此，可以通过巧妙布置孕妈妈卧室的颜色，调节人的情绪，间接为胎儿做色彩胎教。总的来说，卧室的颜色以清新温馨为原则，可采用乳白色、淡蓝色、淡粉色、淡黄色等，这些颜色给人一种轻松、活泼、悦目的感觉，孕妈妈处于这样的环境中，神经可以得到松弛，内心会趋于平和、安详，心情也会变得美好，有利于胎宝宝的发育。

绘画胎教

怀孕期间的孕妈妈可以通过适当的脑力劳动增强胎宝宝的求知欲，例如绘画胎教，孕妈妈带着腹中的胎宝宝一起画画。孕妈妈有无绘画基础都可以。在进行绘画胎教时，自己先学绘画，在学的过程中，不论是动脑还是动手，都能影响到腹中的胎儿一起学习。例如学画一个苹果，孕妈妈先照图样画个圆形，再画上苹果把，然后向胎儿做介绍："这个大苹果红红的，多漂亮，吃起来甜甜脆脆的，可好吃了。"

欣赏世界名画

题材丰富、意境深远的世界名画不但能给人以无限美妙的精神享受，愉悦心境，还能开阔欣赏者的视野，提高审美能力和自身素质。这对准妈妈的身心健康无疑是有益处的。

在欣赏世界名画时，重要的不是准妈妈看到了什么，而是体验到了什么样的感受。这是因为，虽然胎宝宝无法知道和理解准妈妈看到了什么，却能敏锐地捕捉到准妈妈的情感，并做出反应。因此，准妈妈要选择自己喜欢的作品。欣赏作品时，可以尝试着剖析作者的创作意图，关注作品的色彩和构思，这样可以提高欣赏的情趣。深入理解作者的生平及作品诞生的时代背景，也有助于赏析。在欣赏的同时，准妈妈可以将绘画的主题，整体散发着怎样的气息，自己感受到了怎样的情感，讲给胎宝宝听。

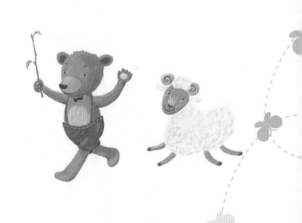

孕7月胎教方案

胎宝宝7个月大了，现在的孕妈妈要坦然接受自己的身体变化，保持良好的心态。随着胎宝宝各项机能的发育，准爸妈能为其做的胎教也越来越多，享受与胎宝宝互动的幸福吧!

本月胎教重点

音乐胎教是贯穿孕期始终的胎教方式。随着胎宝宝听力发育渐趋成熟，他的身体已经能感受到子宫外音乐节奏的旋律，可以欣赏音乐了。孕妈妈可以在家准备些优美的曲子，带胎宝宝一起听音乐，陶冶音乐情操。注意胎教音乐要具有科学性、知识性和艺术性，不要违背孕妈妈和胎儿心理和生理的特点，要在寓教于乐的环境中达到胎教的目的。

妊娠进入第7个月时，孕妈妈的肚子明显增大，完全呈现出孕妇的体态。此时胎儿也越来越大，几乎要碰到子宫壁了。由于孕妈妈的腹壁变薄，因此胎儿可透过子宫壁把外界的声音听得更清楚，对声音感应的神经系统已经发育得接近完成阶段，并能通过母亲的刺激，感受外界发生的变化了。这个月的胎教，除了继续听音乐外，宜多对胎宝宝说话或讲故事。

孕7月胎教推荐

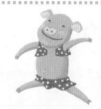

和胎宝宝一起"跳芭蕾"

芭蕾胎教是创意胎教的一种，跳芭蕾和练瑜伽一样，都是通过腹式呼吸和伸展动作进行练习。轻盈的身姿在优美的音乐伴奏下有节奏地活动，既能帮助骨盆肌肉收缩，又能加大氧气的吸入量，让胎宝宝的头脑更灵活，还能在一举一动之间增强孕妈妈和胎宝宝的艺术情感。在做芭蕾胎教时，孕妈妈不需要像专业舞者一样穿芭蕾舞鞋，做高难度的动作，只要做些舒展肩部和腰背部，放松脚踝的动作即可有效矫正体形。在跳芭蕾之前，宜做一些轻松的准备活动，以免身体扭伤，得不偿失。

带胎宝宝去听音乐会

带胎宝宝去听音乐会，是音乐胎教的一种。孕妈妈在聆听音乐时，最好加入自己的情感，在脑海中形成各种生动感人的具体形象，同时全身放松，把手放在腹部，感受胎宝宝的活动。也可以选择伴着轻松的音乐，从上到下，从左到右，轻轻在腹部做按摩动作。

自编自演小故事

为了进一步锻炼胎宝宝的听力，孕妈妈在为胎宝宝讲故事时，不一定非要按照胎教书上的故事来讲，自编自演的小故事或许更为生动，效果更好。在编故事时，应尽量把美好的事物编进去，或者是自己美好的愿望，如希望胎宝宝健康成长等。也可以依据画册上现有的小故事，做适当改编，去除恐怖和黑暗的场面。

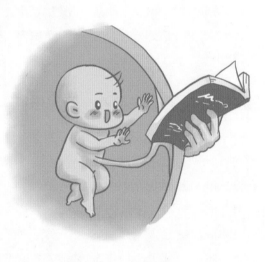

美感胎教可以每天都做

孕妈妈每天认真梳洗打扮自己，并告诉腹中的胎宝宝自己每天的衣服款式、明快的颜色、舒适的布料、精神的发型、健康的气色等，能在无形中让胎宝宝感受到美的熏陶，此即美感胎教。

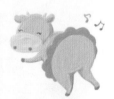

六、私人医生知心话: 安全养胎, 健康孕育

孕期养胎的重要性相信已经不言而喻了, 养胎渗透到日常生活的点点滴滴, 无论是孕期养胎不"养肉"、孕后的亲密接触, 还是警惕多种妊娠并发症, 都需要孕妈妈了解并掌握, 才能更好地照顾腹中的胎宝宝, 度过平安幸福的孕程。

"亲密接触" 的技巧

孕中期可以有适度的性生活。适度的性生活有益于增进孕妈妈和准爸爸的感情, 对腹中的胎宝宝也是有好处的。但是, 孕后"亲密接触"还需要掌握技巧, 不能盲目进行。

"亲密接触" 最好在孕 4 ~ 6 月进行

怀孕了之后, 面对胎宝宝的来临, 准爸爸和孕妈妈还能否过性生活呢? 其实, 孕期一样可以同房, 只是要分时段, 孕早期和孕晚期最好不要同房, 孕中期同房也要掌握科学的方法和技巧, 才能发挥性生活的良好作用。

怀孕的前 3 个月, 胎儿尚不稳定, 胎盘还未形成, 与子宫壁连接不紧密, 此时如果进行性生活, 使得孕妈妈达到高潮, 子宫收缩严重, 可能会导致流产, 尤其是有流产高风险的孕妇。孕早期也是胎儿各个器官发育的关键时期, 受到外界刺激可能会引起胎儿发育畸形, 再加上孕妈妈本身抵抗力较弱, 孕早期同房可能会引起阴道感染, 从而影响自身健康和胎宝宝的发育。因此, 不建议在孕早期过性生活。

孕 4 ~ 6 月, 胎盘逐渐形成, 妊娠进入了相对稳定的时期, 早孕反应基本消失, 孕妈妈的心情也变得舒畅, 加之孕激素的相关作用, 孕妈妈的性欲有所增强, 可以适度进行性生活了。而且, 对于孕妈妈来说, 此期间阴道分泌物增多, 较为润滑, 性唤起会更容易, 因此, 这时过性生活会更加和谐, 也更易达到高潮。

很多准爸妈担心孕中期过性生活会对胎宝宝不利, 其实不然。胎儿在腹中被羊水包围, 羊水具有一定的保护作用, 再加上胎盘的屏障作用, 可以缓冲外界的刺激, 使胎儿得到有效的保护。

孕晚期尤其是孕 8 月以后，最好不要进行性生活。此时，胎儿生长迅速，孕妈妈的子宫明显增大，对任何外来刺激都非常敏感。在这一时期如果过性生活，容易诱发早产、胎膜早破、阴道感染。特别是在怀孕 35 周后，要严格禁止同房，因为此时胎儿已经开始逐渐降入骨盆，性生活会使宫口张开，增加宫内感染的可能性。

怀孕后"亲密"的好处

对于准爸爸、孕妈妈来说，孕中期适度的性生活可以增进夫妻之间的感情，使彼此心情愉快，情绪饱满，尤其是对于孕妈妈来说，更有利于养胎安胎。因此，怀孕的第 4 ~ 6 个月也被称为怀孕的"蜜月期"。

对于胎宝宝而言，孕妈妈从性生活中获得的快感、被爱的感觉和放松的情绪都会传递给胎宝宝，因而也有利于其健康发育。国内外的研究表明，夫妻在孕期感情和睦恩爱，性生活和谐，能有效促进胎儿的生长和发育，生下来的宝宝不但身体健康，而且反应灵敏，语言发育早。

不宜在孕期过性生活的情况

虽然大部分准爸妈在孕期都可以享受性生活的快乐，但并非所有的情况都适合过性生活，了解不宜过性生活的几种情况，能让孕期更安全，胎宝宝更健康。

● 有流产史、早产史的孕妈妈。如果曾有过流产史，包括自然流产和人工流产，在度过危险期之前，最好不要过性生活。同样，如果以前有过早产的经历，或出现过早产的征象，也不适合过性生活。

● 有性病者。无论是男性还是女性，任何一方患有性病，都禁止过性生活，以免把病菌带入阴道，产生绒毛膜羊膜炎，引发早产。

- 曾有产前出血的孕妈妈。如果孕妈妈出现过产前出血，无论出血量的大小都应该节制性行为，以免引起大量出血，甚至有生命危险。如果性交过程中腹部发胀，也要及时中止。

- 身体状况不佳者。在怀孕期间，孕妈妈如果感觉到身体不适，应尽快前往医院进行检查并采取治疗，建议咨询医生，根据身体状况决定是否进行性生活，以免不当的性生活给孕期埋下安全隐患。

孕后"亲密"的注意事项

孕后亲密接触的细节需要夫妻双方共同把握。掌握下面的这些注意事项，能让孕期的性生活更和谐，也有利于养胎。

- 孕中期的性生活要适度，频率以每周 1 ~ 2 次为宜，切不可过于频繁。

- 性生活时，夫妻双方都要注意卫生，以免诱发感染。怀孕后阴道分泌物增多，即使不是为了过性生活，也建议每天清洗会阴处，及时去除排泄物和分泌物。清洗时最好用清水，应分开大小阴唇，由前往后清洗。

- 性生活前的密切接触阶段，准爸爸可以抚摸刺激孕妈妈的阴蒂、阴唇，但不要将手指伸入阴道，因为孕妈妈阴道充血，易出血，容易受到损伤，造成细菌感染。

- 性生活时动作要轻柔，不能太激烈，要减少阴茎的冲撞力度及深度。

- 孕期过性生活虽然不用担心会怀孕的问题，但也要使用安全套。男子的精液中含有大量的前列腺素，进入孕妈妈体内可影响局部循环，产生一系列的反应，易使孕妈妈在性交后出现腹痛、子宫收缩等情况，有流产、早产的危险。戴上安全套能有效避免这一刺激，也能防止交叉感染。

- 有的孕妈妈因为过于担心体内胎儿的安危，变得性欲低下，此时准爸爸要多理解孕妈妈，并多给孕妈妈一些感情上的支持和身体上的爱抚，千万不能气恼或沮丧，不要强迫孕妈妈，也不能因孕期性生活的减少而影响夫妻感情。

常见的安全体位

孕中期，日渐隆起的腹部意味着某些性交体式会令孕妈妈感到不适，进行性生活时，一定要选择安全的体位和舒适的姿势，避免引起不适，伤害到胎宝宝。

侧卧式

男方侧卧，女方仰卧，同时将双腿搭在男方双腿上。这样可以面对面进行性生活，易于掌握，较为舒适，并且使腹部免受压迫。也可以侧卧屈膝，男方从后面抱住女方身体。

坐入式

男方坐在椅子上或坐在床边，女方面对面坐在男方双腿之上，此体式男方阴茎插入较深，双方快感明显，适合腹部不太大的时期，例如孕4月。当腹部逐渐变大时，女方可以转过身体用坐姿后入式。

女上男下式

女方跨坐在男方身上，也可俯卧在男方身上，将身体的重量置于前臂，而不是腹部，这样女方可以自己调整，掌握性交的深度和角度，也不会挤压到自己的腹部。随着腹部的增大，会发现跨坐位比俯卧位更舒适。

后入式

女方屈膝，四肢俯卧在床上，用双手臂支撑身体，男方屈膝，跪在女方身后，采取跪姿后入式，女方可以俯趴在前臂上使自己感觉更舒适。采取这种体位，男方易于控制自己插入的深度，且不会压迫到孕妇的腹部，也不会影响双方在性交过程中的爱抚。

男立式

女方躺着并张开双腿，男方保持站立的姿势，也可以侧卧床缘，一只脚贴在床上，另一只脚垂在床下，用一些物体支撑住，注意不要压到肚子。男立体位不容易压迫到孕妈妈的腹部，还能调整结合的深度。

男上女下式

男方在上面，女方在下面，男方要注意用双手支撑身体，以免对女方腹部造成压迫，这种姿势可以一直运用到腹部隆起过大为止。

养胎也能不"养肉"

当胎宝宝从不稳定到加快增长速度时，孕妈妈的胃口也变好了。为了满足胎宝宝的营养需求，孕妈妈的食量会一天天增加。这时孕妈妈容易控制不住自己的食欲，从而造成肥胖。其实，只要掌握孕妈妈和胎宝宝的体重是怎样增长的，就不会长多余的肉了。

孕期的体重都长在哪儿

孕期的体重增长主要是孕妈妈和胎宝宝的体重增长，但不是所有的肉都长在孕妈妈身上，也不是孕妈妈增加的体重就是胎宝宝的体重。正常情况下，孕妈妈体重的增长主要分为以下几个部位。

体重增加部位	重　　量
子宫	约 0.9 千克
胎盘	约 0.6 千克
体液	约 2.6 千克
乳房	约 0.4 千克
脂肪	约 2.5 千克
胎宝宝的体重	约 3.3 千克
孕妈妈增加的总体重	约 11.5 千克

知道体重增加部位后，孕妈妈应当在医生的指导下补充营养，千万不能造成过度肥胖，因为孕期胎宝宝吸收的营养是很有限的，脂肪有很大一部分会长在孕妈妈的身上而不是胎宝宝的身上。孕妈妈应经常测量体重，检查体重是否增长过快或过慢，只有体重的增长保持在正常范围内，才能在保证胎宝宝营养的同时，又有利于孕妈妈的健康和产后恢复。称体重时不要将过重的衣服、鞋算在内，以免出现误差。

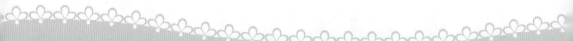

孕期不同阶段的合理体重增长

　　孕期体重的增长在每个阶段都有一个合理的标准，每个人在孕期的体重增长都不同，这与孕妈妈孕前的体重和孕期的饮食习惯等多种原因有关。一般孕前体重偏重的孕妈妈在孕期体重会增加得更多。不管怎么样，为了预防超重带来的危害，孕妈妈应使体重保持在正常范围以内。

　　正常情况下，孕妈妈的体重增长保持在 10 ～ 14 千克为宜，宝宝出生时的体重在 2.5 ～ 3.4 千克为宜。孕前体重低于标准体重15%的孕妈妈，孕期体重可增长14 ～ 15 千克。孕前体重超过 20% 的孕妈妈，孕期体重增加 8 ～ 9 千克。

　　在孕期不同阶段，体重增长速度也不一样。

> ### 孕早期（0~3 个月）
>
> 　　这个阶段大部分孕妈妈体重增长约 2 千克。在孕早期，不少孕妈妈都有生理反应，比如孕吐、没有食欲等，体重的增长幅度不是很大。因此，在这个阶段，胎儿还不稳定，切不可有意控制体重。
>
> ### 孕中期（4~7 个月）
>
> 　　进入孕中期，胎宝宝的生长速度加快了，体重也明显增加，使孕妈妈的腹部越来越大，孕妈妈的血容量、乳房等重量也在不断增加。一般孕妈妈在这一时期的体重每周都会增加 0.5 千克左右，总体重的增加应控制在 7 ～ 8 千克。
>
> ### 孕晚期（8~10 个月）
>
> 　　由于胎宝宝在孕晚期逐渐进入成熟期，体重自然会增长较快，而且羊水、胎盘等重量也在增加。这个阶段孕妈妈体重的增长范围应控制在 4 千克以内。某一阶段可能由于胃部受到挤压会影响食欲，但很快会调整过来，孕妈妈摄入的营养在正常情况下都能满足体重增长的需要。

　　有些孕妈妈在怀孕早、中期体重增加较少，也有一些孕妈妈在孕中期体重就已经增加 12 千克，甚至更多，但因为害怕产后身材恢复不易，反而在孕晚期开始进行节食减重，这种做法是绝对要避免的，因为这样会严重妨碍胎宝宝的营养供给。

孕期控制体重的秘诀

注意孕期锻炼

孕期合理的锻炼不仅有利于身体健康，还能锻炼身体各部位的肌肉，增加生产时的力量，在一定程度上还可以促进人体内的新陈代谢，消耗孕妈妈多余的脂肪，从而控制体重的增长，也不会影响胎宝宝的生长发育。简单的瑜伽、健身操、游泳、散步等都是不错的运动选择。

每天称体重

不少孕妈妈发现体重的增长是突然间发生的，其实不是这样。因为孕妈妈每次称体重的间隔时间太长了，以至于称体重时才发现增长了许多。如果孕妈妈养成每天都称体重的习惯，就可以根据体重的变化密切注意饮食和其他生活习惯，避免饮食过量导致体重增长超标。

防止营养过剩

营养过剩是造成孕期肥胖和产后难瘦的重要原因，为了防止此类事情发生，孕期需要优化饮食结构。每天可以适当吃些主食，但不要过量，多吃蔬菜和水果。因为主食的能量高，而蔬菜水果的能量少，且维生素含量丰富，既可满足孕妈妈的营养需要，又不会使体重增长过快。不过需要注意的是，含糖量高的水果不宜多吃。平时还要少吃煎炸食物，以免油脂摄入过多。

养成良好的膳食习惯

饮食不当是造成孕妈妈肥胖的主要原因之一，尤其是平时爱吃饼干、糖果、薯片等高能量零食的人，很容易引起肥胖。因此，看电视、读书和闲聊时尽量不要将零食放于旁边，也不要用水果当零食。孕妈妈进食要有规律，一日三餐要按时吃，中间可以加餐，每顿饭都不可过量，食物以清淡为主。吃饭时要细嚼慢咽，这样既可以促进营养的吸收，又可以控制食量。

警惕妊娠并发症

孕中期，常见的并发症有妊娠高血压、先兆子痫以及妊娠糖尿病。若病情控制不当，容易增加准妈妈及胎儿围产期死亡率与罹病率。唯有及早诊断，控制病情，母子才能平安。

妊娠高血压

孕前或孕 12 周前出现高血压，通常为特发性高血压，即非怀孕所引起的高血压。在孕 20 周后出现高血压，即收缩压高于 140 毫米汞柱或舒张压高于 90 毫米汞柱，或妊娠后期血压比早期收缩压升高 30 毫米汞柱或舒张压升高 15 毫米汞柱，称为妊娠高血压。

确诊妊娠高血压的条件

在妊娠后才出现血压 ≥ 140/90 毫米汞柱；无蛋白尿；在产后 12 周内血压可自行恢复正常。

对妊娠的影响

妊娠高血压若控制得不好，母体可能会发生先兆子痫、胎盘早期剥离，甚至必须提前娩出胎儿，而胎儿早产后续问题多，因此，最好能尽量避免。妊娠高血压症状严重者，胎儿死亡率约为 6%。胎儿在高血压的影响下，血流量异常，会导致其在子宫内获得的营养不足，体重也相对较轻，发育迟缓，由于氧气供应不足，胎儿可能会出现窘迫的征兆。

防治妊娠高血压的日常护理

注意产检：每 1 ~ 2 周做一次产检，注意观察是否有水肿、头痛等不适症状，一旦有异常，应提早就诊。自行监测血压，可每天早晚各量一次，并做记录。

左侧卧卧床休息：睡姿选择左侧卧位，可减轻子宫对腹主动脉、下腔动脉的压迫。使回心血量增加，改善子宫胎盘的血供，有利于血压恢复。

适量运动：除非是医生要求孕妈妈绝对卧床保胎，其他的情况都可以做一些轻度的体力活动，如散步和简单的家务劳动，能使孕妈妈精神放松并有助于控制体重。

保持心情愉快：孕妈妈平时精神放松，可以适当听喜爱的轻柔音乐。心情愉快对于预防妊娠高血压也有很大作用。

先兆子痫

　　若有妊娠高血压、水肿或蛋白尿，或有任意两者，即称为先兆子痫。先兆子痫合并抽搐称为子痫。子痫症状严重，母亲及胎儿的死亡率特别高，胎儿死亡率为10%～28%，胎儿早产概率为15%。

先兆子痫的三大症状

　　先兆子痫的三大症状为高血压、蛋白尿和全身性水肿，它们出现的顺序并不一定，严重程度因人而异。其他临床症状还有头痛、体重增加、上腹疼痛、视力模糊、尿少、胎儿体重过轻或急性窘迫、凝血因子的耗损及胎盘早期剥离等。

对妊娠的影响

　　先兆子痫是妊娠期引发孕妇及胎儿死亡与并发症的主要原因之一。随着先兆子痫的不断加重，可诱发子痫，出现癫痫发作。全球约15%的胎儿早产和42%的孕妇死亡是由先兆子痫导致。

先兆子痫孕妈妈的生活准则

　　饮食控制：避免吃太咸的食物，如腌制品、罐头食品。

　　维持高蛋白饮食：每天摄取80～90克的蛋白质，补充尿中流失的蛋白质。

　　保持情绪稳定：适当卧床休息（以左侧卧为宜），保持心情愉快。

　　自行监测血压：每天早晚各量一次血压，以了解血压的变化，有异常应立即就医。

　　严重者需药物治疗：症状严重者可能需住院，在医生指导下以药物降血压，并监控用药后的状况。

妊娠糖尿病

妊娠糖尿病是糖尿病的一种特殊类型，是指怀孕前未患糖尿病，而在怀孕时才出现高血糖的现象，发生率为 1% ～ 3%。

妊娠糖尿病的症状

妊娠糖尿病最明显的症状是"三多一少"，即多食、多饮、多尿、体重减轻。妊娠早期合并糖尿病易发生真菌感染；妊娠中期糖尿病症状可减轻；妊娠晚期分娩、引产、剖宫产也容易导致细菌感染，而使糖尿病症状进一步加重。

对妊娠的影响

对母体的影响：可能会造成糖尿病酮症酸中毒；高血糖高渗性非酮酸性糖尿病昏迷；患有妊娠糖尿病的孕妇在十年内约有 50% 的概率患上糖尿病。

对胎儿与新生儿的影响：低血糖；巨婴症；呼吸窘迫症候群；电解质不平衡，如低血钙与低血镁、黄疸、生产伤害、胎死腹中以及脑性麻痹的概率增加。

妊娠期糖尿病的防治方法

若有下列因素应提前检测糖尿病：前胎糖尿病病史；家族有糖尿病病史；曾产下过重儿（体重超过4千克）；曾产下死胎或先天畸形婴儿；反复性流产病史；肥胖；持续性阴道念珠球菌感染；尿糖；羊水过多；预估胎儿体重过重。

严密监测：应严密监测糖尿病孕妇的血压及肝肾心功能、视网膜是否有病变、胎儿健康情况，最好在怀孕前即开始；妊娠期糖尿病应勤查血糖，及时增减胰岛素用量；密切监测胎儿大小及有无畸形，定期查胎心及胎动，胎儿有危险信号出现，应立即住院，由医生决定引产或剖宫产。

控制饮食：饮食不当，摄入过多碳水化合物，不利于血糖控制。

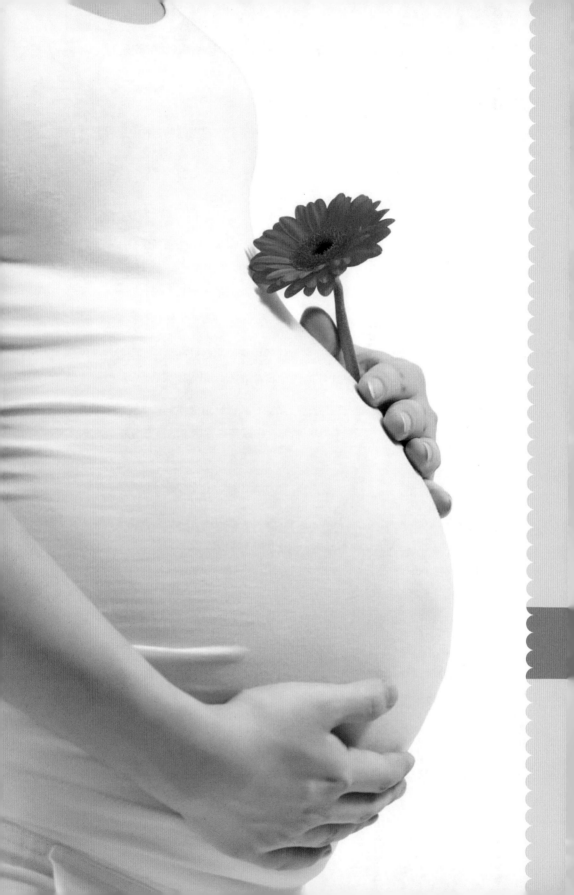

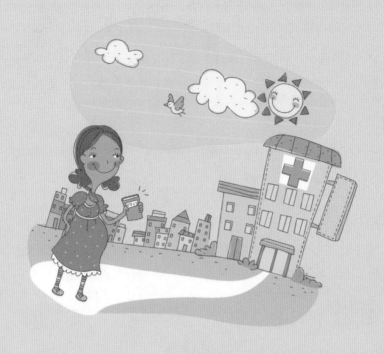

Chapter 4

孕晚期，耐心等待宝宝的降临

　　孕期的最后 3 个月，是不是已经迫不及待想见到宝宝了？不用着急，等到发育成熟时，宝宝自然就会想着要出来跟爸爸妈妈见面了。由于行动的愈发不便和身体的不适，会给孕妈妈带来不小的情绪波动，需要家人更多的关心与照顾，尤其是准爸爸，应随时准备着为孕妈妈排忧解难，让孕妈妈为分娩做好准备，使宝宝能够顺利降临在这个美妙的世界，并爱上爸爸妈妈精心营造的温馨小家庭。

一、孕妈妈与胎宝宝的变化

终于到了孕晚期！胎宝宝仍在稳步发育，孕妈妈的身体也在为分娩进行着最后的准备。在此期间，身体上的不适会因为胎宝宝的成长而更加明显，并持续困扰着孕妈妈直至生产。不过，这何尝又不是一种甜蜜的"负担"呢？

孕8月（29～32周）

孕妈妈的变化

步入孕8月，孕妈妈会感到愈发疲劳，身体也越来越笨重，体重增长飞快，大概每周可增加0.5千克。这时孕妈妈需更加注意安全，减少外出活动，避免早产。

第 29 周

子宫增大更加迅速，孕妈妈的动作越来越迟钝，也特别容易感到疲劳，之前的腰酸背痛、水肿、便秘等状况，在本周及接下来的一段时间内会进一步加重。

第 30 周

体重继续增加，子宫顶端已上升到更高处，到达肚脐以上12厘米处。孕妈妈可能会发现自己变得健忘，常常感到呼吸困难、喘不上气来，进餐后觉得胃部不适等。

第 31 周

这时孕妈妈会感到呼吸越发困难，喘不上气来，有些孕妈妈还会出现心悸或呼吸困难的现象。睡觉时采取左侧卧睡姿可以缓解这一症状。

第 32 周

疲劳、睡眠不佳、胃部不适、食欲下降的感觉还在持续，行动更加不方便。孕妈妈的阴道分泌物增多，排尿次数也增多了，要注意外阴的清洁。

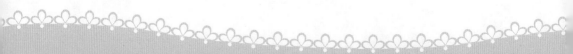

胎宝宝的变化

　　胎宝宝的身体和大脑都在快速地成长，听觉和视觉都大体发育完全。而且这个时期，胎宝宝会从孕妈妈身上得到一种叫做"免疫球蛋白"的蛋白质，以获得在外界生存的免疫力。

第 29 周

　　胎宝宝继续长胖，头和身体成比例。大脑发育非常快，能控制呼吸和体温。眼睛能在眼眶里移动，同时对光线、声音、味道和气味更加敏感。

第 30 周

　　胎宝宝身长约 37 厘米，体重约 1.3 千克。头部还在增大，大脑发育非常迅速。神经系统已较发达，一旦感受到强烈的声音刺激，胎宝宝还会做出受到惊吓的动作。许多胎宝宝采取了头向下的姿势，逐步下降进入骨盆。

第 31 周

　　胎宝宝的生长速度已经减缓，但体重仍在继续增加，皮下脂肪更加丰富，皱纹减少。大脑的发育正在进行最后冲刺，肺部和消化系统已基本发育完成，味蕾更加发达。

第 32 周

　　胎宝宝的内脏器官发育成熟，指甲全部长出来，头发仍在继续生长。皮肤淡红并且变得日益光滑起来，但褶皱依然很多，看起来像个小老头。胎宝宝的胎动次数逐渐减少，动作也减弱，他每天约90%的时间是在睡眠中度过的。

孕9月(33～36周)

孕妈妈的变化

孕妈妈的身体终于到了能把胎宝宝生出来的状态，而且离见到宝宝的日子也越来越近了。试想一下，还有什么比这件事更让你感到幸福的呢？

第33周

子宫继续往上、往大长，子宫底的高度为28～30厘米。腹部持续向前膨胀，越来越笨重的身体会给孕妈妈带来很多不适，胃痛、消化不良、呼吸困难、腰腿疼痛等症状可能会加剧。

第34周

胎儿的头部大多已降临骨盆，孕妈妈会觉得呼吸顺畅多了，不过脚、手、脸等部位可能会肿得更加厉害，脚背、小腿及外阴等部位还可能会出现静脉曲张，使孕妈妈感到酸、胀、麻、痛和乏力。

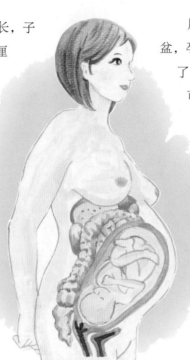

第35周

孕妈妈的体重增加了11～13千克，子宫壁和腹壁已经变得很薄，当胎宝宝在妈妈腹中活动的时候，甚至可以看到他的手脚和肘部。

第36周

子宫颈和阴道变得柔软，肚子有鼓胀感。虽然身体上的一些不适在胎头入盆后会暂时得到缓解，但因为临近分娩，很多孕妈妈可能会出现产前抑郁和焦虑的情绪。

胎宝宝的变化

9个月的胎宝宝，终于迈向成长的最后一个阶段。肌肉发达，骨骼基本发育完成，开始具备新生儿的外表，渐渐地成长为能适应外界环境的状态。

第33周

胎宝宝身长约41厘米，重约2千克。羊水量达到了最高峰，并将一直维持到分娩。皮下脂肪继续聚集，胎宝宝的皮肤由红色变成粉红色，不再像个皱巴巴的"小老头"了。呼吸系统和消化系统的发育已趋近成熟。

第34周

胎宝宝的免疫系统正在发育。他的手指末端非常小，但指甲锋利。胎宝宝现在已经长得足够大，头部开始向下进入骨盆，但这时胎儿的姿势尚未完全固定，还有可能发生变化，需要密切监护，避免异常情况。

第35周

胎宝宝的肝脏已具备了代谢功能，肾脏已经发育完全，消化系统和肺基本发育完毕。若胎宝宝在此时出生，基本已能存活。

第36周

胎宝宝的身体位置又稍稍下移，子宫内可以活动的空间越来越小，现在的胎宝宝因为受到空间限制，活动频率减少，但通常动作也更有力和更明显。心、肝、肺、胃、肾等器官已经发育成熟。

孕10月(37～40周)

孕妈妈的变化

从现在开始就进入足月生产期，阵痛来临都没有问题了。或许你也会有些许不安，不过想想马上就可以见到亲爱的宝贝，就会觉得精神满满！

第37周

乳房高高隆起，开始分泌出少量乳汁。由于胎宝宝的头位置很低，孕妈妈会有沉甸甸的下坠感和紧绷感，不规则的子宫收缩和阵痛也会频繁出现，要注意与真官缩甄别，避免慌乱。

第38周

身体越发沉重，可能会常常感到腰痛、脊背痛、腿脚疼痛和抽筋。尽管如此，也要在产前坚持做力所能及的活动，如散步，这会对即将来临的分娩起到帮助。

第39周

体重、宫高等数值已经基本稳定，不过身体负担持续加重，孕妈妈依然会觉得很不舒服，想到孩子的出生可能还会有些焦虑和不安。这时，一定要注意放松心情，充分休息，做好临产的准备。

第40周

孕妈妈子宫内原来清澈透明的羊水会变得浑浊，胎盘功能也开始退化，大多数的胎儿将会在本周诞生，因此，当出现规律性的腹痛时，应该考虑马上去医院。

胎宝宝的变化

此时的胎宝宝，身体各部分器官都已发育完全，头部也进入骨盆腔内，随时可以出来和爸爸妈妈正式见面了。

第 37 周

现在胎宝宝已经足月了，身长约 46 厘米，重约 2.7 千克。大多数胎宝宝的头部已经完全进入骨盆腔内。如果孕妈妈出现分娩的征兆，胎宝宝在此时出生是完全没有问题的。

第 38 周

胎宝宝发育成熟了，随时都可以出生。当孕妈妈活动时，胎宝宝的脑袋会在孕妈妈的骨盆腔内摇动，不过不要担心，有孕妈妈骨盆的骨架保护，胎宝宝很安全。胎盘已经开始老化，出现血块和钙化斑。

第 39 周

胎宝宝的身长接近 50 厘米，体重约 3.2 千克。胎宝宝准备出生的时候，大部分胎盘已经褪去，他将把毳毛连同其他分泌物一起吞下去并储存在肠道中，随着肠道的蠕动排出被称为胎粪的墨绿色大便。

第 40 周

胎宝宝已经为子宫外的生活做好了准备，只等着孕妈妈分娩。分娩后，胎盘从子宫壁剥离下来。当宝宝呼吸到第一口空气时，脐带将停止工作，小宝贝也建立了正常的呼吸模式。

二、必不可少的产检

　　进入孕期的最后阶段，孕妈妈和胎宝宝随时发生着变化，此时，产检应安排得更频繁一些，尤其是临近产期，孕妈妈的产检安排和准备要更加合理，以应对不同的状况。

孕晚期产检安排一览表

　　此阶段，可每2周进行一次产检，孕36周以后每周安排一次。产检的项目没有明显变化。

孕晚期产检时间和项目安排

产检周数	常规检查及保健	备查项目
孕 28 ~ 31⁺⁶ 周	血压、体重、宫底高度、腹围、胎心率、胎位、B 超检查、血常规、尿常规	B 超测量宫颈长度或宫颈阴道分泌物 fFH 检测
孕 32 ~ 36⁺⁶ 周	血压、体重、宫底高度、腹围、胎心率、胎位、血常规、尿常规	GBS 筛查（35 ~ 37 周）、肝功能、血清胆汁酸检测（32 ~ 34 周，怀疑妊娠肝内胆汁淤积症）、NST 检查（34 周开始）、心电图复查（高危者）
孕 37 ~ 41⁺⁶ 周	血压、体重、宫底高度、腹围、胎心率、胎位、宫颈检查（Bishop 评分）、血常规、尿常规、NST 检查（每周 1 次）	产科 B 超检查、评估分娩方式

孕晚期产检安排重点

孕晚期的产检应持续并重点关注妊娠糖尿病、妊娠高血压等高危因素，并根据孕妈妈的实际情况和临床结果，对分娩方式进行评估和选择。

孕晚期检查项目及其意义

检查项目		检查意义
常规检查	血压	怀孕 20 周以后，尤其是怀孕 32 周以后是妊娠高血压综合征的多发期。血压检查是为了评估孕期患妊娠高血压的风险，争取做到早发现、早治疗
	体重	方便孕妈妈控制体重，间接了解胎儿的发育情况，避免胎宝宝体重超标，增加生产难度
	官底高度、腹围	了解胎儿体重增长的分布情况，估计胎儿大小和羊水量
	胎心率	根据胎心率检查结果，对比前后数值，判断胎宝宝在宫内是否缺氧
	胎位	胎位检查关系到分娩过程能否顺利进行，因此胎位检查必须确定胎儿在子宫里的位置，以确定分娩方式
	血常规	了解有无贫血症状，以及了解白细胞、血色素和血小板等情况，以便早期发现白血病、再生障碍性贫血等异常情况。血常规主要是为分娩做准备，更应重复检查
	尿常规	孕晚期的尿常规检查重点关注是否有蛋白尿的迹象，警惕出现先兆子痫
特殊检查	B 超检查	评估胎儿的大小，观察胎儿胎位、胎盘成熟度、羊水量、脐动脉血流情况，估计胎儿体重，为选择分娩方式及能否顺利分娩提供信息
	宫颈检查	检查宫颈的软硬、长度、位置、扩张情况以及先露部的位置，通过检查来确定是否临产
	胎心监护	通过检测胎动和胎心率，反映胎儿神经系统状态、胎儿宫内健康状况，并预测胎儿宫内储备能力
	肝功能	妊娠会加重肝脏负担，应随时监测肝功能，查看肝功能有无损伤。若有，要及时采取相应的措施
	宫颈分泌物检测	检查生殖道有无感染，便于选择合适的生产方式

三、日常生活细安排

怀孕中出现的许多问题都是因不注意生活细节造成的，在孕晚期，胎宝宝即将与爸爸妈妈见面的情况下，更是不能出现差错。除了平时出门要多加小心之外，孕妈妈的行、坐、卧、起等动作都要格外注意，同时做好生产准备。

孕晚期睡觉有讲究

孕晚期，随着肚子增大，行动不便的孕妈妈在睡觉时也会出现诸多问题，肚子的负担太大，胎宝宝的调皮等都会造成夜里孕妈妈入睡困难、睡眠不安等。因此，掌握好睡觉的方法以及准备必要的助眠工具对减轻孕晚期孕妈妈的负担很重要。

采取适宜的睡姿

孕晚期，随着胎儿重量的增加，睡觉时可能会挤压到孕妈妈的大静脉，阻止血液从腿和脚流向心脏，使孕妈妈容易从睡梦中醒来。为了有一个高质量的睡眠，孕妈妈应尽量采取左侧卧位或右侧卧位，睡姿可以时常更换，一般可以 7 天换一次。侧卧时可将枕头放于腹部下方或两腿之间，可减少孕妈妈腹部的压力和宫腔内向宫颈口的压力。对于胎位不正的孕妈妈，还可以采取胸膝卧位，使胎臀退出盆腔，利用胎宝宝重心的改变，可使胎儿的头部和背部形成的弧形顺着弧面滑动，将臀位转为头位，便于分娩。

保证充足的睡眠时间

充足的睡眠时间可使孕妈妈保持良好的情绪。孕晚期的妈妈每天应保证 8 ~ 9 个小时的睡眠时间，可午睡约 1 小时，尤其是分娩前的午睡对分娩很有利。白天可适当做户外运动，保持心情舒畅；睡前可以听舒缓的轻音乐和看书来放松，以促进睡眠。养成有规律的睡眠，早上起床和晚上睡觉的时间应基本固定，形成生物钟，养成良好的生活习惯，这些都有利于提高孕晚期的睡眠质量。

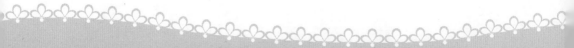

切勿经常憋尿

孕晚期的妈妈可能会出现尿频等情况，临近分娩，小便的次数也会增多。因为这段时期，胎宝宝下降进入盆腔，使子宫压迫到膀胱和直肠，增加了小便的次数。不少孕妈妈因如厕不方便，经常会憋尿一段时间再如厕，这对胎宝宝和孕妈妈都不利，当有尿意时应及时排出。

憋尿有害孕妈妈的健康

孕晚期由于尿频的影响，孕妈妈很容易憋尿，这时孕妈妈本身的肾脏负担已经很重，如憋尿会加重肾脏的负担，容易引起肾脏问题。如果尿液不能及时被排出孕妈妈的体外，时间长了会使膀胱失去弹性，导致身体产生的废物排不出去，有可能引起尿毒症；膀胱被撑大后，子宫与膀胱挤压肚子，还可能产生疼痛感。此外，长时间憋尿会使孕妈妈因压力而导致尿失禁，如咳嗽、大笑、打喷嚏时就会不受控制地排尿。憋尿太久也容易引发尿路感染、尿潴留等疾病的发生，患病后孕妈妈用药会很麻烦，可能会给胎宝宝带来一定的危害，如果不治疗，就有可能引发肾盂肾炎或早产等。

尿频的缓解方法

尿频除了有孕妈妈的身体原因外，还有一部分原因是人为因素造成的。有些孕妈妈在孕晚期比较紧张，害怕出问题，因而通过不断上厕所来释放部分压力。在孕晚期，孕妈妈应该尽量放松心情，释放心理压力，不必太过担心。饮食也是造成尿频的原因之一，孕妈妈应在白天适当喝水，睡前不要喝太多的水或汤，以免晚上因尿频而影响睡眠。侧卧位睡也可以减轻子宫对输尿管的压迫，减少排尿次数。孕妈妈还可以通过肛缩运动来锻炼会阴肌肉，缓解尿频。如果孕妈妈在户外活动，为了能及时排尿，可以偶尔使用安全的护垫，但要保持下体的洁净。

日常活动宜小心谨慎

孕晚期室内室外的活动不可少，需要注意的事项也很多。不少孕妈妈以为只要进行一定的活动就可以锻炼到身体。其实，活动的姿势是有讲究的。不正确的活动姿势会造成不适，按照正确的姿势活动才会有利于分娩。

下楼

孕妈妈下楼梯时，因为楼梯的坡度和身体的重量，容易导致身体前倾，如果不注意可能会倒下。因此，下楼梯时要紧紧握住扶手或让旁人搀扶，防止身体的前倾和跌倒，而且速度要放慢，看清下一级阶梯后再下。

上楼

由于孕妈妈肚子太大，加上重力的作用，上楼时容易发生向后倒的情况。因此，上楼时应抓住楼梯的扶手，借助手臂的力量来减轻腿部的负担，使身体更稳。

散步

这是孕妈妈经常做的锻炼，散步时不可随意行走，主要为了安全和保证锻炼的效果。孕妈妈应抬头，挺直后背，伸直脖子，收紧臀部，保持全身平衡，稳步行走。

起身

孕妈妈活动前会从座椅或床上起身，而沉重的身体使这一动作的完成显得困难许多。站立时，孕妈妈应先将上身向前移到椅子的前沿，然后用双手撑在桌面或其他支撑物上，再用腿部肌肉支撑，抬起身体，背部始终要保持挺直，以免身体向前倾斜，拉伤背部肌肉。起床时，孕妈妈应先将身体翻向一侧，肩部前倾，屈膝，然后用肘关节、手臂支撑起身体，腿部从床边移开并坐起来，不宜从仰卧的姿势直接起床。

做家务

不少孕妈妈闲不住或者家里人手不够，需要自己做少量家务，这样可以起到一定的锻炼作用。活动过程中不要过分弯腰曲背，以免给腰椎造成负担，应以蹲低或跪着的姿势将身体重量分到膝盖上，必要时也在旁边放支撑物，然后缓缓起身。不要踮起脚尖拿东西，以防重心不稳。

提前安排好产假时间

对于职业女性而言，由于受产假的限制，需要合理安排好生产前后的休假时间。在孕晚期，孕妈妈应该注意好好休息，可以根据工作环境来制定准备休假的时间，尽量不要到即将临产时才做准备。

根据环境决定休假时间

相对安静且卫生状况较好的工作环境，一般对孕妈妈的影响较小，如果孕妈妈身体状况允许，可以在预产期前两周左右休假待产。长期在办公室久坐的孕妈妈应注意适当站起来活动一下。

如果孕妈妈的工作会接触辐射，或者工作环境周围近期出现施工等情况，应提前休假回家，避免辐射和环境污染以及噪声等影响胎宝宝的正常发育。

对于服务人员或销售人员而言，工作的时候需要长时间站立或行走，应该至少在预产期前一个月就开始休假，以免发生意外。

留心胎动次数与强弱

随着胎宝宝的长大，到了孕晚期，胎动不再那么频繁了，但是孕妈妈能更明显地感觉到他，有时候甚至能感觉到胎宝宝猛烈地踢着自己的肋骨和膀胱，这是胎宝宝在证明他的存在。若胎动次数较孕中期时减少，孕妈妈也不必过于担忧，这是因为胎宝宝长大了，他的活动空间减少了，而且他的大脑及神经系统发育得更为精细和完善。

到了孕晚期，胎宝宝已基本形成固定的活动和睡眠模式，孕妈妈可以根据观察胎宝宝的胎动来确定这一模式的时间，每天固定数胎动和感觉胎宝宝的活动。比如胎宝宝会在孕妈妈进食后变得活跃而引起一阵胎动，孕妈妈情绪激动或是变换体位让胎宝宝感到舒适时，他也会变得活跃些。这些都是正常现象。如果胎宝宝胎动过于频繁或安静，就应该引起重视，因为这可能是胎儿出现异常的征兆，应及时去医院检查。

应对乳房溢奶

孕晚期随着体内脂肪的逐渐增多，孕妈妈的乳房会慢慢增大，而且身体已经在为生产及产后喂养宝宝做准备了。有的孕妈妈还会出现乳汁溢出而打湿衣服的情况，这说明乳房正在努力进入工作状态，如不及时处理，经常会使孕妈妈感到尴尬。

孕晚期出现溢乳等情况后，可以考虑将普通的胸罩换成哺乳胸罩，不一定要等到生产后才换上。此时，孕妈妈穿的胸罩不宜太紧，以防压迫乳房，产生不舒适的感觉，导致呼吸困难。哺乳胸罩应该比平时所穿的胸罩大一号。为了避免乳汁弄脏衣服，还可在胸罩内放置一小片干净的棉质哺乳垫。如果溢乳严重，或者乳汁颜色和味道异常，可以去医院咨询医生，看孕妈妈或胎宝宝是否发生异常。

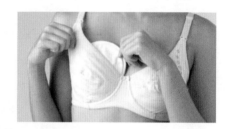

应对身体疼痛

进入孕晚期后，孕妈妈会感觉身体越来越沉重，有些部位开始产生疼痛感，而且疼痛感会越来越频繁，疼痛区域也越来越广泛。这些疼痛多数是此阶段正常的生理现象，孕妈妈不用太紧张，可以通过补充营养和进行适宜的锻炼来缓解和消除。

手腕疼

➡ 手腕疼是孕晚期常见的疼痛，可能是得了腕管综合征。这是由于孕晚期分泌的激素引起筋膜、肌腱、韧带和结缔组织变软、变松弛累及神经所致。当发生疼痛时，可以试着将手臂抬高，增加血液回流，以减轻腕部压迫，缓解疼痛。

坐骨神经痛

➡ 孕晚期坐骨神经痛很常见，主要是因为胎宝宝降入骨盆和压迫坐骨神经造成的。胎宝宝的生长对背部压力的增加，也会挤压坐骨神经。因腰部脆弱引发的腰椎间盘突出也是导致坐骨神经痛的原因。患有此症的孕妈妈平时不要劳累，睡床不应太软，也不要举重物过头顶。

耻骨疼痛

➡ 怀孕期间为了让骨盆的伸缩性变大，给胎儿更多的成长空间和利于分娩，耻骨间隙会增宽，造成骨盆排列产生问题，使耻骨联合间隙过度分离，引发耻骨疼痛。尤其是进入孕晚期，耻骨疼痛的情况会较为明显，情况严重的会导致韧带拉伤、水肿、行走困难等问题，甚至需要卧床。孕妈妈应通过锻炼增强肌肉和韧带的张力、耐受力，从而调节和预防这种疼痛。

胃部疼痛

➡ 虽然孕妈妈在孕晚期的胃口变好了，但由于逐渐增大的子宫对各个器官都有一定的挤压，使胃部也受到影响，吃饭后胃部会产生灼痛感。由于孕期激素的改变，使括约肌变得松弛，还可能造成胃部酸性食物反流到食道，这些症状在分娩后会消失。这种情况下，饮食宜清淡，以减轻胃部负担，睡觉或躺下休息时可多垫几个枕头，防止胃酸倒流。

腰背痛

➡ 孕期子宫会向前增大，使腰部承受力增加，加上孕晚期孕妈妈的脊椎和骨关节的韧带变得松弛，会增加子宫对腰背部的神经压迫，造成腰背部疼痛。腰背疼痛时，不要长时间保持一个姿势，应选择舒服的姿势放松腰背部肌肉，如平躺或将双腿抬高等，还要注意腰背部的保暖。

腹部疼痛

➡ 孕晚期，增大的子宫会加重腹部的负担，子宫周围的韧带变得紧张，从而引起牵引胀痛，这时出现腹部疼痛的次数会明显增加。夜间休息时，还可能会因假性宫缩出现下腹阵痛。出现腹痛时，应坐下休息，夜间可变换睡姿。如果是剧烈腹痛，应尽快就医。

做好临产的准备

孕晚期，尤其是怀孕到第十个月时，随时都会生产。因此，在正常的生活之余，抽空准备临产事宜是有必要的。这样可使胎宝宝出生后得到更好的照顾，也可避免不在预产期内的生产带来的慌乱，有计划地迎接宝宝的到来。

准爸爸、孕妈妈都应在心理上做好准备。准爸爸可以通过及时沟通缓解孕妈妈的紧张，也不要过分担心孕妈妈，双方都应以愉快的心情迎接宝宝。准爸爸不管在什么地方都要随时跟孕妈妈保持联系，预产期内不要安排出差等工作，在心理上支持孕妈妈。夫妻双方还要做好产后带宝宝的准备，因为这是件辛苦的事，应提前做好应对各种突发事件的准备。

除了锻炼和饮食上的准备，孕妈妈还可练习分娩的姿势，减少外出的机会，如果身体不舒服应立刻卧床休息。临产前禁止性生活，以免胎膜早破和生产时感染。接到入院通知后，应提前洗澡，因为产后不便立即清洗身体，洗澡过程中需要有人陪同，以免发生意外。

准备好分娩所需的物品，很多东西在怀孕期间已准备好，这时应将这些东西归纳整理，可以分类放置，放在家庭成员都知道和容易拿取的地方，为随时去医院做准备。为了方便还可以在入院前列一张清单，以免遗漏物品。

临产前，应了解关于分娩前兆和辨别真假分娩的知识，确保在身体出现分娩征兆时能及时送往医院。一般来说，当孕妈妈腹部1天内有几次发紧的感觉，并且有规律性地疼痛达到 6 ~ 7 分钟 / 次，就应该准备去医院了。产前还要提前制定去医院的路线和准备好交通工具，以免在这个过程中耽误时间。

消除产前紧张情绪

产前情绪紧张是孕妈妈较为常见的现象，约有98%的孕妈妈在孕晚期会有紧张、焦虑等情绪。产前情绪紧张多是由于担心生产、害怕疼痛或担心胎宝宝健康等原因造成的，不仅影响孕妈妈的情绪、食欲等，还可能造成早产、流产或生产时因宫缩无力引发的难产。

适当放松心情

孕妈妈可以做一些适当的运动来提升分娩的能力和放松身心，如瑜伽、散步等，可以有效缓解产前的紧张情绪。虽然这个阶段行动不便，但还是要适当外出锻炼，不可整日闭门在家，以免胡思乱想，影响情绪。当感到焦虑不安时，孕妈妈可以听听音乐、适当唱唱歌、想象一些美好的事情或找一个安静的地方冥想来消除焦虑感。

加强与家人的沟通

加强与家人的沟通可以让家人分担孕妈妈的压力，并让其感觉有强大的后盾，使孕妈妈在心理上产生更为踏实的感觉，可有效消除紧张情绪。尤其是对分娩感到十分恐惧的孕妈妈，产前可将各种可能遇到的问题与家人讨论一下，找到解决的方法，消除对生产的疑虑。孕妈妈还可以与有过生产经验的亲戚或朋友多进行交流，学习经验，增加自信心，放下思想包袱，安心待产。

正确了解生产

生产是正常的生理现象，绝大多数的孕妈妈都能顺利完成。现代医疗技术很发达，无痛分娩技术可以在很大程度上减轻顺产时的疼痛，对于生产过程中出现的胎位不正或骨盆狭窄等问题，也能通过剖宫产的方式将胎儿取出，保证母婴的安全。产前出现过并发症的孕妈妈也无需担心，只要及时咨询医生并配合治疗，是可以顺利分娩的。

产前简单练习盘腿坐

临近生产，各种准备工作都应该做好了，为了能够顺利生产和减轻生产过程中的疼痛，孕妈妈可以练习一些有利于生产的动作。尤其是想自然生产的孕妈妈，产前锻炼是不可少的。简单的盘腿坐是产前最受欢迎的锻炼方法之一，只要练习得当，对于孕妈妈的帮助很大。

具体的练习方法

1 在地板上铺上较柔软的垫子，轻轻坐下，背部保持挺直，肩部放松。

2 弯曲两腿，使两腿交叉放于地面上。

3 将双手做成瑜伽手印或自然地放于大腿上，可以睁开眼睛，也可以微微闭上眼睛。

4 保持姿势 20 秒。

5 更换两腿的前后位置，重复动作数次。

简单盘腿坐可以增加背部肌肉力量，提高肌肉弹力，减轻孕妈妈的疲劳感。孕晚期多加练习还可以使大腿及骨盆更为灵活，并能改善身体下半身的血液循环，有助于在分娩时顺利打开双腿和盆骨。

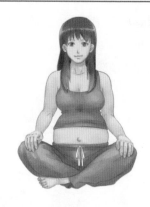

锻炼注意事项：

在练习过程中如果感到身体不稳，可以靠着墙来支撑后背，或在大腿两侧各放一个垫子。孕妈妈体力不支时，应停止练习，并好好休息。

交叉的两腿前后位置更换的时间不宜间隔太长，以免阻碍腿部血液循环，使双腿麻痹。

出现阵痛时的处理方法

在生产前，孕妈妈通常会感觉到阵痛，疼痛可能会使孕妈妈感到紧张，这时准爸爸和家人不应该慌乱。在未到医院之前的这段时间里，准爸爸或家人应该采取一些安抚孕妈妈的方法，从身体和心理上减轻她的痛苦。

● 阵痛产生后，准爸爸或家人可张开双臂或肩膀，让孕妈妈依靠，并用手指关节按摩孕妈妈的后背，可有效缓解腰痛。

● 当孕妈妈腰部与肛门感受到疼痛时，准爸爸可以用网球等球状物轻轻按压，孕妈妈的身体会比较放松。其间，别忘了提醒孕妈妈深呼吸。

● 在阵痛过程中，如果孕妈妈想站立，家人可让其倚靠在自己身上，或者拥抱她；如果孕妈妈想蹲坐，应该支撑其腋下，防止滑倒；孕妈妈如果还有力气，想走动，可以陪着她散散步，尽量让孕妈妈的注意力分散，这样可以有效缓解疼痛。

● 阵痛期间，孕妈妈会消耗不少体力，为了有足够的力气生产，可利用阵痛的间隙为其补充点能量，但是不可以大吃特吃，以免生产时消化不良，产生相反的效果。

● 阵痛间隙的休息能有效缓解疼痛，家人可扶住孕妈妈，让其坐在座椅上，挺直后背，放松肩膀、颈部、手腕等部位，伸直双腿，这样可以放松身体肌肉，为即将来临的生产节省体力。

● 准爸爸或其他家人应尽力安抚孕妈妈的情绪，因为太过紧张会使肌肉紧张，从而消耗大量体力，还容易使人产生疲惫感，而精神放松能让身体得到更多的休息，并减轻肉体上的痛苦。

● 阵痛发生后，在安慰孕妈妈情绪的同时，家人还应该安排车辆或拨打"120"急救电话，将孕妈妈送往医院，并将之前准备好的临产物品带齐，为孕妈妈去医院生产节省时间。

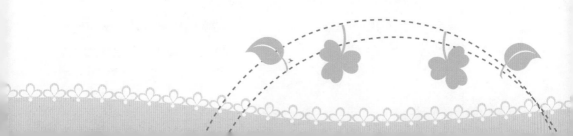

四、营养与饮食齐关注

孕晚期的饮食既要充分满足胎宝宝加快生长的需要，又不能因营养过剩造成孕妈妈的肥胖，影响生产和胎宝宝的健康。坚持合理的饮食习惯和补充必要的营养素是孕妈妈每日必修的功课，不能因为身体或情绪等原因而忽视。如果孕妈妈因身体不适而忽视，准爸爸或家人要从旁提醒，并安排好孕妈妈的饮食。

孕 8 月营养与饮食指导

孕 8 月时，孕妈妈的肚子明显增大不少，显得笨重，且行动也有点不便了。胎宝宝的生长速度达到高峰，同时，孕妈妈的基础代谢率达到高峰。孕期疼痛和不适可能会影响食欲，但孕妈妈不可因此忽略补充营养。

本月饮食原则

少食多餐

子宫增大会挤压胃部，使孕妈妈的饭量减少。可以采取少食多餐的方法来使孕妈妈获得充足的营养，孕妈妈每天可以吃 7 ~ 8 餐，每餐不宜吃得太饱，这样可缓解孕晚期胃部的疼痛。夜间被饿醒时，可适量喝点粥或喝一杯牛奶等。

不要摄入过多能量

本月胎宝宝的发育需要不少能量，但不可因此过分补充，因为控制体重也是本月需要注意的事。如果能量摄入过多，就会造成体重急剧上升，不利于顺利分娩。孕妈妈每周的体重增加在 300 克较为合适，不宜超过 500 克。

增加主食的摄入

此时胎宝宝开始在肝脏和皮下储存糖原和脂肪。孕妈妈碳水化合物摄入不足会造成蛋白质缺乏或酮症酸中毒。适量多吃主食，可为胎宝宝的发育提供这些物质。

必需营养素

蛋白质

　　本月胎宝宝身体器官的发育需要一定的蛋白质，而孕妈妈也需要蛋白质维持健康的身体，因此每天必须要额外增加蛋白质的摄入，否则会造成孕妈妈体力下降和产后乳汁分泌不足等情况。蛋白质可从鱼、禽、肉、蛋和奶类等动物性食品，以及豆腐等豆制品中获得。

脂肪

　　本月是胎宝宝大脑增长的高峰期，需要足量的脂肪。脂肪来源主要是日常生活中食用的动植物油，还可以通过摄取鱼类、瘦肉、蛋类、坚果等来补充。孕妈妈应注意避免在整个孕期都吃素，以防脂肪摄入不足，导致胎宝宝大脑发育不全，但也不可过度摄入脂肪，以免导致肥胖。

维生素 B_1

　　本月维生素 B_1 摄入不足易引起孕妈妈呕吐、倦怠、体乏等，还会影响分娩时子宫收缩，使产程延长，造成分娩困难。维生素 B_1 在人体内的停留时间只有 3~6 个小时，因此每天都需要补充。孕妈妈可以通过多吃粗杂粮、豆类食品来补充维生素 B_1。

钙

　　胎宝宝骨骼的钙化速度加快，需要大量钙质。孕妈妈每天需要提供 1200 毫克钙，才能满足胎宝宝骨骼的发育。在整个胎儿发育过程中，胎宝宝体内的钙储备大部分都在 8 个月后才开始存储，这个时期补钙的效果也更好。孕妈妈还可在医生的指导下适当服用钙片。

铁

　　铁元素在整个孕期都是很重要的。本月胎宝宝的肝脏开始以每天 5 毫克的速度储存铁，直到储存量达到 240 毫克。如果没有足够的铁，胎宝宝出生后就容易患上缺铁性贫血。孕妈妈可吃些动物肝脏、红肉等补充铁元素。

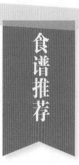

食谱推荐

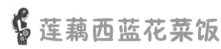

莲藕西蓝花菜饭

原料： 去皮莲藕 80 克，水发大米 150 克，西蓝花 70 克。

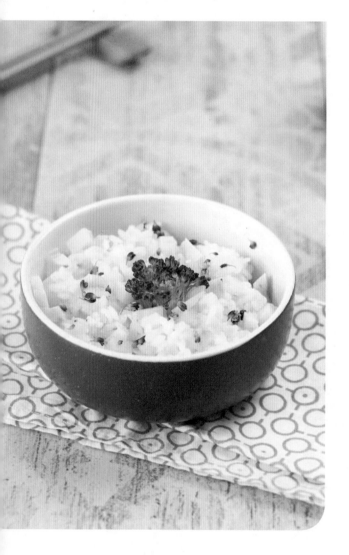

做法：

1. 洗净去皮的莲藕切丁，洗净的西蓝花切小块，待用。

2. 热锅中倒入莲藕丁，翻炒数下，放入泡好的大米，翻炒 2 分钟至大米水分收干。

3. 注入适量清水，搅匀，加盖，用大火煮开后转小火焖 30 分钟至食材熟透。

4. 揭盖，倒入切好的西蓝花，搅匀。

5. 加盖，续焖 10 分钟至食材熟软、水分收干。

6. 关火后盛出焖好的莲藕西蓝花菜饭，装碗即可。

扫一扫·轻松学

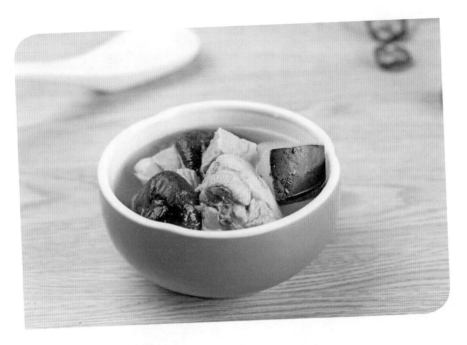

冬瓜鲜菇鸡汤

原料： 水发香菇 30 克，冬瓜块 80 克，鸡肉块 50 克，瘦肉块 40 克，高汤适量。

调料： 盐 2 克。

扫一扫·轻松学

做法：

1. 锅中注入适量清水烧开，倒入洗净的鸡肉和瘦肉，搅散，汆去血水，捞出汆好的食材，沥干水分。

2. 将汆过水的食材过一次凉水，备用。

3. 锅中注入适量高汤烧开，倒入汆过水的食材，再放入备好的冬瓜、香菇，稍微搅拌片刻。

4. 盖上锅盖，用大火煮 15 分钟后转中火煮 2 小时至食材熟软。

5. 揭开锅盖，加入少许盐调味，搅拌均匀至食材入味。

6. 盛出煮好的汤料，装入碗中，待稍微放凉即可食用。

孕9月营养与饮食指导

孕9月，孕妈妈的子宫进一步增大，胎宝宝逐渐下降进入盆腔，胃部的不舒适感有所缓和，少食多餐、不宜过度进补等饮食原则仍然要坚持。此外，鉴于身体的变化和胎宝宝的生长，有些饮食还需适当调整。

本月饮食原则

注意饮食卫生

本月孕妈妈的胃口有所好转，食量会增大，应继续坚持之前的健康饮食习惯。饮食卫生也需要特别注意，因为这时该为分娩做准备了，要避免食用不干净的食物而造成胃肠道感染，给分娩带来不利影响。

补充足够的能量

生产是一项体力活，为了有力气顺利生下宝宝，孕妈妈应在本月储存足够的能量，这样才能使子宫有良好的收缩力。为了提升体力，孕妈妈可以吃些淡水鱼、肉类来补充能量，还可以摄入一些富含蛋白质的食物，为产后哺乳做准备。

避免吃一些可引起胃灼热的食物

为了防止胃灼热，孕妈妈不宜食用对胃有刺激的食物，如酸性水果，油腻、高脂肪的食物，辛辣食物等。进食后不宜马上躺下休息，睡前不宜饮茶和咖啡，可喝一杯热牛奶缓解胃痛。吃饭速度不宜太快，以免引起胃胀。

不宜用维生素制剂代替蔬果

不少孕妈妈会选择服用维生素制剂来代替蔬果，但过分补充维生素可能会造成胎宝宝发育畸形，并影响孕妈妈健康。只要不挑食，母婴所需的维生素是可以通过饮食获得的，如果胃口很差，可以在医生的指导下补充维生素，切不可自己乱服。

必需营养素

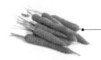

膳食纤维

本月孕妈妈便秘的情况仍然存在，不仅影响进食，也会使心情不好。如果持续时间长，还会导致内外痔。为了促进肠道蠕动、缓解便秘、排出体内毒素，孕妈妈应该摄取足够量的膳食纤维，适当吃些新鲜蔬果，如芹菜、胡萝卜，还有全麦面包等都含有丰富的膳食纤维。

维生素 C

维生素 C 可以增强孕妈妈的免疫力。如果孕妈妈免疫力好，胎宝宝可以获得良好的先天免疫力。因此，本月孕妈妈要重视能提高免疫力的维生素 C 的摄入，通过最后阶段的努力，增强胎宝宝体质。此外，维生素 C 还可以促进钙、铁等营养素的吸收。

维生素 K

维生素 K 的补充是为即将出生的胎宝宝准备的，如果这个阶段胎宝宝缺乏维生素 K，在出生时或满月前后可能会出现颅内出血。如果孕妈妈在体检过程中发现缺乏这种维生素，可提前一个月开始补充。绿叶蔬菜中含有较多的维生素 K，可常食用。

碘

本月孕妈妈容易水肿，尤其是腿、脚等部位，造成行走不便。适当吃富含碘的食物可有效缓解水肿，减轻孕妈妈因水肿产生的疼痛。海带、紫菜等含碘量较高，有水肿症状的孕妈妈可适当食用。

此外，本月还应继续补充钙、铁、维生素 B_1 等营养素。如果孕 9 月里钙的摄入量不足，胎儿就要动用母体骨骼中的钙，致使孕妈妈发生骨软骨病，本月也是为胎宝宝储存钙的关键时期。本月维生素 B_1 补充不够，临产时宫缩困难等麻烦依然会存在。同时，脂肪、蛋白质在本月也同样重要，可以继续补充，但注意要适量。

木耳炒上海青

原料： 上海青 150 克，木耳 40 克，蒜末少许。

调料： 盐 3 克，鸡粉 2 克，料酒 3 毫升，水淀粉、食用油各适量。

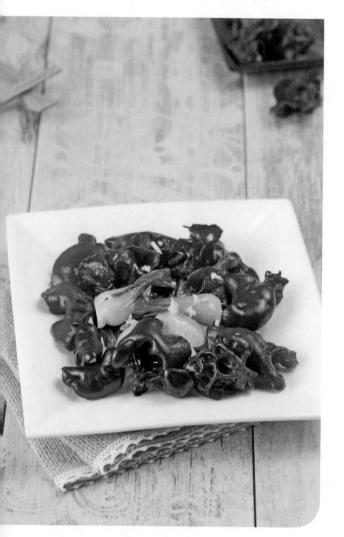

做法：

1. 将洗净的木耳切成小块。

2. 锅中注入适量清水，用大火烧开，放入切好的木耳，加入少许盐，搅拌均匀，煮 1 分钟，把焯好的木耳捞出，待用。

3. 用油起锅，放入蒜末，爆香，倒入洗净的上海青，翻炒至熟软。

4. 放入煮好的木耳，翻炒匀，加入适量盐、鸡粉、料酒，炒匀调味。

5. 倒入适量水淀粉，快速拌炒。

6. 将炒好的菜盛出，装入盘中即可。

扫一扫·轻松学

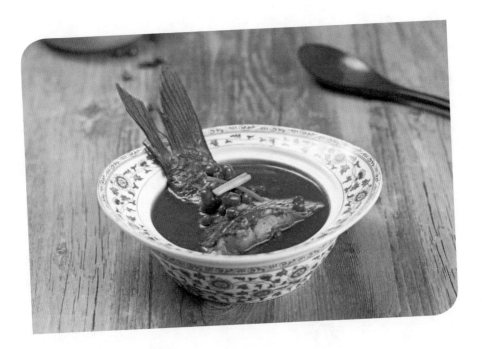

红豆鲤鱼汤

原料： 净鲤鱼650克，水发红豆90克，姜片、葱段各少许。

调料： 盐、鸡粉各2克，料酒5毫升。

扫一扫·轻松学

做法：

1. 锅中注入适量清水烧热，倒入洗净的红豆。

2. 撒上姜片、葱段，放入处理好的鲤鱼，淋入少许料酒。

3. 盖上盖，烧开后用小火煮约30分钟，至食材熟透。

4. 揭盖，加入少许盐、鸡粉，拌匀调味，转中火略煮，至汤汁入味。

5. 关火后盛出煮好的鲤鱼汤，装入汤碗中即成。

孕 10 月营养与饮食指导

本月孕妈妈想必会更紧张了，在准备临产的各项事宜之外，营养还是要继续补充的。在医生根据孕妈妈的身体状况确定好生产方式之后，孕妈妈还可以在不影响胎宝宝健康的同时，吃一些有利于伤口愈合和身体恢复的食物。

本月饮食原则

选择易消化的食物

本月的饮食应为临产准备，尤其是后半个月随时都可能会生产。由于宫缩的干扰以及产前的不适造成的睡眠不足，使孕妈妈胃肠道分泌消化液的能力降低，蠕动功能减弱，食物从胃里到肠道的速度变慢，食物容易堆积。因此，最好不要吃难以消化的食物，如油炸食物等，以免增加胃肠的压力。孕妈妈可选择稀饭、汤粥、牛奶等易消化吸收且少渣的食物。

不要暴饮暴食

临产前孕妈妈应该摄取充足的营养，但不可为了储存体力而暴饮暴食。暴饮暴食并不能增加生产时的力量，反而会因为营养过剩，使很多食物堆积在胃肠道而无法消化，生产时引起腹胀、呕吐等不良反应，增加分娩时的痛苦。孕妈妈应像平时一样照常饮食，还是要坚持少量多餐，宫缩间隙补充营养也是可以的，没必要一次吃到撑。

可以吃些助产的食物

生产前孕妈妈的身体和精神都有着巨大的能量消耗，这时的饮食如果合理安排，除了可为孕妈妈提供营养外，还可以增加生产力。确定好自然生产的孕妈妈在产前可适当吃猪血、鸭血等家禽的血，海带、海鱼等海产品等。

必需营养素

蛋白质

蛋白质的补充在整个孕晚期都是很重要的，在怀孕的最后一个月，胎宝宝的组织合成和快速生长需要更多的蛋白质。孕妈妈在分娩过程中身体会有亏损，也需提前补充蛋白质。如果孕妈妈想用母乳喂养宝宝，产前和产后都应该补充适量的蛋白质，以便促进产后乳汁的分泌、提高母乳的营养。本月的蛋白质补充应在原有基础上每日增加20克左右。

维生素 E

维生素 E 可以减少细胞耗氧量，在生产过程中可以使氧气输送到孕妈妈身体的各部位，缓解因缺氧产生的疲劳和产前的紧张情绪。产前补充维生素 E 还能让孕妈妈在生产过程中更有忍耐力，并减轻腿抽筋的状况，有利于放松肌肉和生产。植物油、坚果等食物富含维生素 E，孕妈妈产前可以适当补充。

锌

锌作为人体内一系列重要酶类的组成部分，可以增加与子宫有关的酶的活性，增强子宫肌的收缩力，从而把胎儿娩出子宫腔，是一种有利于生产的营养物质。如果孕妈妈在产前缺锌，可能会造成宫缩乏力，严重的会导致难产，还可能会出现产后出血等并发症。孕妈妈可以在本月吃些猪肝、瘦肉、紫菜、黄豆、花生等食物来补充锌元素。

能量

孕妈妈生产时需要有足够的力量使子宫口开大，使宝宝尽快娩出来，因此，需要在产前补充一定的能量。产前孕妈妈可以吃一些富含蛋白质和半流质的新鲜食物，如牛奶、鸡蛋等，帮助孕妈妈补充能量。巧克力也是能快速补充能量的食物，含有丰富的营养物质，很多营养素可以被身体迅速吸收，在产前或分娩过程中食用，可以为需要大量消耗能量的孕妈妈补充体力。

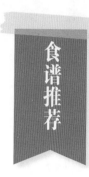

食谱推荐

鳕鱼海苔粥

原料： 水发大米 100 克，海苔 10 克，鳕鱼 50 克。

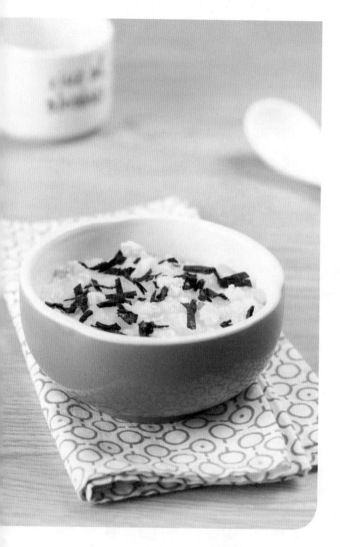

做法：

1. 洗净的鳕鱼切碎，海苔切碎。

2. 取出榨汁机，将泡好的大米放入干磨杯中，安上盖子，再将其扣在机器上，旋钮调至档位"2"，磨约 1 分钟至大米粉碎，旋钮调至档位"0"，停止运作，取出干磨杯，将米碎倒入盘中待用。

3. 砂锅置火上，倒入米碎，注入适量清水，搅匀，倒入切碎的鳕鱼，搅匀。

4. 加盖，用大火煮开后转小火煮 30 分钟至食材熟软。

5. 揭盖，放入切好的海苔，搅匀。

6. 关火后盛出米粥，装碗即可。

扫一扫·轻松学

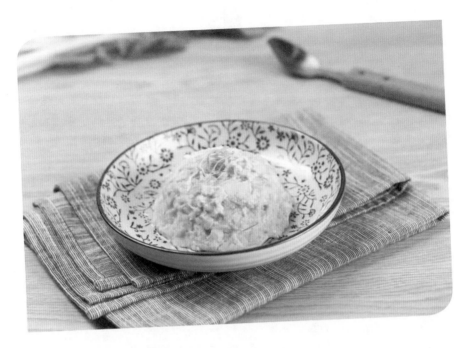

蒸鸡肉豆腐

原料： 鸡胸肉 30 克，豆腐、包菜各 50 克。

扫一扫·轻松学

做法：

1. 沸水锅中倒入洗净的鸡胸肉，汆一会儿至断生，捞出汆好的鸡胸肉，沥干水分，装盘放凉。

2. 将放凉的鸡胸肉切碎，洗净的包菜切碎；豆腐切块，压成泥。

3. 取空碗，倒入包菜碎，放入鸡肉碎，倒入豆腐泥，将食材拌匀，装入小碗中，压实。

4. 将压实的食材倒扣在盘中。

5. 蒸锅注水烧开，放入盘中的食材，加盖，用大火蒸 5 分钟至熟软。

6. 揭盖，取出蒸好的鸡肉豆腐即可。

五、智慧胎教天天做

孕晚期，胎宝宝的各项发育基本已经趋于完善，听力和理解力大大提升，此时进行胎教已经可以感到胎宝宝与准爸妈互动了。准爸妈可以复习前几个月胎教的内容，加深胎宝宝的记忆，而此时胎宝宝也会理解得更好。

孕8月胎教方案

孕8个月的胎宝宝对声音已经很敏感了，对其进行胎教可以增进准爸妈与胎宝宝的情感交流，还可以在一定程度上培养胎宝宝的性格。这个时期的胎宝宝接受能力好，胎教效果也更好。

本月胎教重点

胎宝宝已经发育成一个能听、能看、能理解少量信息的人了，已经初步具有了思想和感情。准爸妈隔着肚皮对胎宝宝说话时，胎宝宝可以聚精会神地倾听，还会通过胎动来回应准爸妈的对话。准爸妈可以轮流对胎宝宝说话，让胎宝宝熟悉父母的声音。

胎宝宝的意识初步建立，孕妈妈在听音乐时，可以选择一些有主题和意境的作品，把自己的感受传输给胎宝宝。

孕8月胎教推荐

唱喜欢的歌给胎宝宝听

准爸妈可以尝试唱一些喜欢的歌曲给胎宝宝听，此时胎宝宝听力发育良好，准爸妈的声音对他来说就是最动听的音乐。

向胎宝宝描述世界的美好

由于胎宝宝听力和理解能力的发育，准爸妈对其说的话会影响其性格的形成。在对胎宝宝说话的过程中，可以多描述一些事物的美好，让其对外面的世界产生好奇感，并对外面的世界充满好感，为胎宝宝与这个世界的初次见面做好准备。孕妈妈在欣赏自然风景和阅读优美文章时，也可以读出来或说给胎宝宝听，让其通过语言感受世界的美丽。

将快乐情绪传递给胎宝宝

孕妈妈与胎宝宝是心灵相通的，孕妈妈对胎宝宝的喜爱，还有期待他到来的情绪都会传给胎宝宝。因此，本月孕妈妈应尽量放松心情，调节身心，不要过分担心生产的事，以乐观的心态面对孕期出现的各种问题。孕妈妈和家人可以把家里布置得整洁而温馨，多欣赏花草等美观的东西，让胎宝宝感觉家里的氛围是温馨而快乐的。准爸妈尽量不要在孕期吵架，以免让胎宝宝感觉到家庭不和谐的气氛。

通过抚摸帮胎宝宝做运动

孕 8 月以后，子宫的增大和胎宝宝肚皮的变薄，可以使胎宝宝更加明显地感觉到孕妈妈的抚摸。孕妈妈可以平躺在床上，放松身心，用手轻轻地在肚皮上来回抚摸，可以根据胎宝宝身体各部位的大致位置选择方向抚摸，让胎宝宝在子宫内做一个类似散步的运动，促进胎宝宝感觉神经的发育。在抚摸时，不可太用力，如果胎儿来回扭动就说明他感觉不舒服，孕妈妈应停止抚摸。

孕9月胎教方案

本月胎宝宝的发育趋于成熟，对于很多胎教的感知能力越来越强，孕妈妈在以前的胎教基础上可适当加一些新的内容，时间也可以稍微延长，只要有空就可以对胎宝宝说说话。

本月胎教重点

本月胎宝宝对外界的感知能力已经很强了，孕妈妈和胎宝宝都要保持愉快的心情，以免孕妈妈的紧张情绪造成胎宝宝对外界的抗拒。孕妈妈应多与家人聊聊天，让胎宝宝认识其他家庭成员。这个月胎宝宝已经有情绪反应，甚至会有微笑、皱眉、哭泣的表情，因此，孕妈妈的情绪管理很重要，爸爸和其他家人也应该营造良好的家庭氛围，陪孕妈妈谈心或散步来放松。

本月胎宝宝逐步建立起了自己每日的活动周期，有时候孕妈妈会发现自己睡觉的时候，胎宝宝却在动，而白天时胎宝宝却很安静，这是因为胎宝宝在子宫内睡上几个小时后，又会醒来活动几个小时，这个作息时间有时跟孕妈妈不一样，但已有规律性。孕妈妈可根据这种规律性来进行胎教，在胎宝宝活跃的时候与其谈心，安静的时候先让他好好休息。

孕9月胎教推荐

为胎宝宝朗诵诗歌

孕妈妈在读文学作品的时候，可以朗诵一些诗歌，现代诗和古代诗都行。朗读诗歌时，孕妈妈有节奏的声音和内心的情感可以传递给胎宝宝，让胎宝宝通过语言感受诗歌的优美。也可以是准爸爸来朗读，因为男性的声音比较有磁性，可以让胎宝宝感受同一首诗歌中传达的不一样的情感。这是对胎宝宝言语和情感的良好胎教方式。

逛博物馆和美术馆

孕晚期，孕妈妈可以去博物馆或美术馆欣赏优秀的美术作品，油画、水墨画以及历史文物都可以欣赏，通过自己的理解和对作品的鉴赏，将对艺术的思考和美的体验传送给胎宝宝，让其一起加入到欣赏中来。同时，孕妈妈欣赏艺术品和历史文物也是一次学习的过程，从而影响胎宝宝。

边阅读文学作品边思考

孕妈妈在阅读文学作品时，可侧重体会和思考，边看边思考，强化自己对作品的感受，尤其是在阅读一些对场景或景色的描述时，头脑里尽量形成一个画面，这样可以使胎宝宝对画面有一个想象，便于更好地训练理解能力。如果孕妈妈勤于思考，想象力丰富，把自己想到的和看到的信息传递给胎宝宝，可促进其大脑神经细胞的发育。

巩固之前的胎教内容

在观察胎宝宝的作息时间后，准爸妈可以根据胎宝宝的活动时间做一些游戏。比如孕妈妈在与胎宝宝说话时观察其反应，当胎宝宝有反应时，准爸妈可以用言语表示对他的爱。听音乐时，如果胎宝宝对某一首曲子反应较大，可以重复播放几次，并告诉他这首曲子的大概内容。孕妈妈也可以在天气晴朗时外出散步，穿梭在阳光与树荫中。

孕10月胎教方案

本月胎宝宝各器官均已发育完好，正在为与准爸妈见面做最后的准备。胎宝宝的表情和动作也更加多样化。虽然准爸妈都在为分娩准备，但是切不可忽视这最后一个月的胎教。

本月胎教重点

本月孕妈妈应积极准备分娩了，之前好不容易平复的心情这时又变得紧张起来了。孕妈妈要调节情绪，一如既往地将快乐和幸福的情绪传递给胎宝宝。尽管孕妈妈已经在之前的几个月内与胎宝宝多次交流，但此时更应静下心来多与胎宝宝交流，表达家人对他的欢迎和喜爱。孕妈妈还可以通过放一些胎教音乐来放松心情，或者不时地跟着音乐唱上两句，增加与胎宝宝互动时的情趣。

孕妈妈在做有助于分娩的运动间隙可以与胎宝宝说说话，根据胎宝宝的作息规律，让其跟着孕妈妈动起来，提前演练分娩的动作。同时，孕妈妈还可以对胎宝宝说："分娩时要乖乖的，好好配合妈妈，这样就可以早点和爸爸妈妈见面了。"到了预产期，准爸爸尽量陪伴在孕妈妈身边，分担孕妈妈的压力并在精神上给孕妈妈安慰，增加孕妈妈的安全感，也让胎宝宝有安全感。

孕10月胎教推荐

和胎宝宝一起欣赏戏剧表演

戏剧表演的声音和形象都较为突出，而且京剧、川剧等戏剧的服装色彩丰富且鲜艳。孕妈妈在欣赏的过程中，会影响胎宝宝，让其感受艺术的熏陶。在欣赏戏剧时，不要在太吵闹的环境中，可以在家通过电视观看，电视的声音不要开得太大，以免影响胎宝宝。

对胎宝宝说欢迎

在孕期的最后一个月里，胎宝宝已经做好降临的准备了，正等待着离开孕妈妈的子宫，听觉、感觉能力都已发育成熟。此时孕妈妈应该多与胎宝宝说说爸爸妈妈有多么期待他的到来，家里的其他成员也很爱他，已经为他准备好了房间、衣服、玩具等，让胎宝宝感觉到自己是受欢迎的。准爸妈尽量让胎宝宝感觉到他要来到的世界是美好的，他的家庭也是幸福的，让他喜欢上这个自己即将到来的家庭。

准爸爸多抚摸胎宝宝

胎宝宝对不同人的抚摸会有不一样的感觉，准爸爸宽大的手掌和相对粗糙的触感对胎宝宝的抚摸会让其感受到不一样的爱。准爸爸抚摸胎宝宝时要注意力度，不可伤害到胎宝宝，在抚摸的同时也可以不断地跟胎宝宝说话，可以表达爱意和期待他的到来，也可以跟他分享一些生活趣事，尽量找话题与胎宝宝多交流。平时孕妈妈与胎宝宝交流较多，如果准爸爸有空时也多跟胎宝宝交流，可让他感受到更多的爱。一般准爸妈的抚摸在本月的前两个星期进行，临近预产期或有临产征兆时就不宜进行这种胎教了，以免伤到胎宝宝。

给胎宝宝讲故事

语言胎教在这个月仍然要重点进行，尽量带有画面感，让语言更加生动。给胎宝宝讲故事可以将准爸妈的情感与故事形象融合在一起，能更好地表达语言描述的事物。准爸妈在讲故事时，尽量在脑海里浮现故事中的人物和场景，不要只照着书本念，这样通过生动的语言描述可将故事形象化，这也是胎教中促进胎宝宝智力发育的好方法。

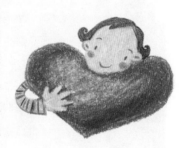

六、私人医生知心话: 做足准备, 安心分娩

孕晚期是胎儿快速发育的时期，在孕妈妈负担日益增大的情况下，很多问题都有可能出现。为了预防各种问题出现或在出现问题后能够做出正确的判断，就必须了解有哪些可能出现的严重问题以及问题的解决方法。

胎盘早期剥离不可不防

胎盘早期剥离是指正常位置的胎盘在胎儿娩出前，部分或全部从子宫壁剥离。通常在孕晚期才能被发现，虽然这种胎盘问题的发生率在怀孕人数中占极少数，但还是应该引起重视，以防万一。

引起胎盘早剥的原因

疾病因素、环境因素、生活方式不当等都可能引起胎盘早剥。了解可能引起胎盘早剥的原因，及时避开这些不利因素，才能有效防止胎盘早剥的发生。

血管病变

患有高血压疾病、全身血管病变以及肾脏有问题的孕妈妈，可能会引起远端毛细血管变性坏死，甚至破裂出血，血液在底蜕膜层与胎盘之间形成胎盘后血肿，进而导致胎盘与子宫壁分离，这是胎盘早剥的常见原因。

腹部损伤

孕妈妈在孕晚期经常到人流量大且密集的地方去，容易造成腹部受到撞击或挤压，从而导致蜕膜血管破裂和出血，引发胎盘早剥。

脐带过短

孕晚期，脐带如果缠绕住了胎宝宝的颈部或者身体，会使得脐带过短而引发胎盘早剥。分娩的时候胎宝宝牵拉脐带也可能引发这一危害。

胎膜早破	孕晚期进行过性交或孕妈妈患有阴道炎等妇科疾病时，容易引发胎膜早破而导致胎盘早剥。羊膜穿刺时刺破胎盘，也是导致胎膜早破的原因。
睡姿不当	孕晚期孕妈妈睡姿不当，如长时间采取仰卧位时，就容易发生仰卧位低血压综合征，造成子宫压迫下腔静脉，回心血量减少，血压下降，子宫静脉淤血，静脉压升高，从而发生胎盘早剥。

胎盘早剥的处理

在确定胎盘早剥后应及时就医，根据医生的方案进行治疗。一般来说，如果只发生了轻微的胎盘早剥，胎宝宝没有宫内窘迫，进行自然生产或许可行。如果胎盘早剥严重，胎宝宝血液供应遇到障碍或出现持续出血，就需要进行紧急剖宫产。发生过胎盘早剥的女性，在下次怀孕时再次发生的可能性会增加，因此怀下一胎时要咨询医生，并尽早采取预防措施。

前置胎盘的危害和防治

前置胎盘是孕晚期危害母婴健康的重要因素，如果不积极预防或护理不当，可能会危害母婴的生命安全。孕晚期出现阴道突然大量出血等现象时，应该及时到医院检查，确认是胎盘前置后，要赶紧治疗和加强护理。

前置胎盘的危害

- 容易造成产后出血。由于发生前置胎盘时，胎盘附着于子宫的下段，造成分娩后子宫下段肌肉组织较薄，收缩力较差，胎盘剥离后血窦短时间内难以缩紧闭合，故容易出现产后出血。

- 产褥感染。患有前置胎盘的孕妈妈，由于胎盘的剥离面离宫颈外口距离很短，细菌很容易通过阴道进入剥离面，这时如果产妇的抵抗力低下，特别是贫血和体质虚弱的人，很容易发生感染而引发其他疾病。

● 对胎儿的发育不利。前置胎盘可能会引起胎盘供血不足以及无法提供足够的营养给胎宝宝，从而导致胎宝宝发育缓慢，出生后体重也可能偏低。此外，胎盘可能堵住子宫口，造成胎位不正，增加孕妈妈生产的困难。前置胎盘还是引起早产的重要原因，而且可能导致产妇休克，造成胎宝宝宫内窘迫，甚至严重缺氧而死于宫内。

防治前置胎盘

多休息

在孕晚期应避免太激烈的运动，否则容易引起胎盘前置。发现前置胎盘后，孕妈妈应减少运动，多休息，不宜太劳累，以免引起出血和其他症状，严重者最好卧床静养，宜采取左侧卧位。为了防止肌肉萎缩，家人可以经常为孕妈妈按摩下肢。

饮食均衡

饮食上应注意营养丰富且全面，不可挑食。有贫血症状的孕妈妈可多吃补铁的食物，如红肉、动物肝脏等。卧床静养期间，为了预防便秘，还应科学饮水、多吃新鲜蔬果。

避免腹部用力

不宜搬重物或使腹部受力，到了孕晚期尤应注意。如果已经确认前置胎盘，应避免性行为，以免压迫腹部。咳嗽和排便时不要过度用力，以免刺激腹部，带来危害。做下蹲姿势或变换体位时，动作要缓慢，腹部尽量不要用力。

保持外阴清洁

由于细菌容易通过阴道感染，所以不管有没有出汗，孕妈妈都应每天换洗内裤，以免感染。

及时就医

一旦出血，无论血量多少，孕妈妈都应及时到医院检查治疗。平时突然产生腹痛，也要马上去医院。每天注意胎动是否正常，若有异常，应尽快去医院检查，以免发生意外。孕妈妈产前还要进行全面的检查，防止生产过程中或产后出现大出血和其他疾病。

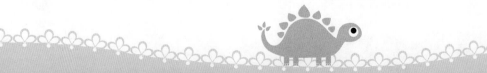

积极预防早产

妊娠期满 28 周、未满 37 周出生的婴儿可视为早产儿。早产儿的身体各方面都尚未发育完全，且体重轻，生存能力和抵御疾病的能力较差。为了预防早产的发生，在进入孕晚期后，孕妈妈应密切注意身体的变化。

引起早产的原因

虽然有 30% 的早产不明原因，但是大多数的早产还是有因可查的。避免这些因素，可有效预防早产的发生。

孕妈妈年龄过小

孕妈妈年龄过小，尤其在还未成年的情况下，自己的身体还不完善，在怀孕后无法给胎宝宝提供充足的营养和保护，在孕晚期可能会出现早产。

营养不良

孕妈妈营养不良，如缺乏维生素、蛋白质、叶酸等都可能造成早产。严重贫血的孕妈妈，可能会使组织缺氧，导致子宫和胎盘供氧不足而发生早产。怀孕期间太过劳累也会加重孕妈妈的身体负担，使营养跟不上，容易造成早产。

疾病因素

如果孕妈妈在孕前或孕期有糖尿病、心脏病、高血压等疾病，以及生殖器异常，如有子宫肌瘤、子宫颈内口松弛等情况，早产的可能性会大大增加。急性传染病和慢性疾病也是导致早产的重要原因，如病毒性肝炎、肾病等。如有这些疾病因素，应提前进行治疗并做好孕期保健。

胎儿和胎盘原因

怀有双胎或多胎，可能会使孕妈妈无法为胎宝宝提供足够的营养，子宫容量有限也容易发生早产。此外，前置胎盘、胎盘早剥、胎膜早破等因素，以及胎儿畸形、胎死宫内、胎位异常等都是造成早产的原因。

> **有过多次流产史**
>
> 　　有过多次人工流产或习惯性流产的人发生早产的可能性很大，流产后再次怀孕的间隔时间太短也是造成早产的重要原因。

如何预防早产

● 定期进行孕检。孕前和孕期的体检对孕妈妈和胎宝宝来说都十分重要，不要等到快生产时才发现问题。如果在孕前就检查出患有容易导致早产的疾病，可治疗并咨询医生后再怀孕。孕期检查出的一些不利因素，可以通过治疗或者锻炼减轻症状，降低引发早产的可能性。定期体检还可以发现孕妈妈是否缺乏营养或锻炼等，便于及时调整饮食和身体状态。

● 适当补充营养素。孕妈妈平时除了保持基本的营养外，还应根据每个月胎宝宝的生长发育适当补充营养素，如钙、维生素 C、维生素 E 等营养素都可以增强免疫力和改善体质，从而预防早产。

● 关注身体的变化。孕期如果感觉身体的某个部位不舒适，应该去体检，看是否患有疾病，一旦发现有问题就要及时做好保健工作。若有腹部不适、分泌物增加，以及阴道出血等状况出现，应及时就医。生病时要充分休息，保证睡眠，避免劳累。

● 改善生活环境。孕妈妈的生活环境要洁净，避免感染细菌或一些传染性疾病，不要去人多的地方，防止挤压到腹部和感染疾病。雾霾天气不宜出门，可在空气新鲜和阳光较好时出去散散步。孕妈妈要勤换衣服，以免引发一些妇科疾病。

● 管理好情绪。早产也可能是由于心理因素造成的，而且心理压力越大，早产的发生率就越高，因此，在孕晚期要尽量避免产生焦虑、忧郁、紧张等情绪。孕妈妈应保持内心的平静，如果情绪低落，可多想想一些让人感到幸福和快乐的事，为了胎宝宝的健康一定要进行自我调节，家人也不要在精神上刺激孕妈妈。

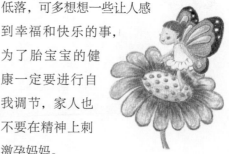

滞产的原因及防治策略

在正常情况下，如果因某些原因使总产程超过 24 小时，就是滞产，在分娩过程中较为常见，会给孕妈妈和胎宝宝带来极大的危害。

滞产的原因

造成滞产的原因多是由于孕期不注意造成的，因此了解原因及提前采取预防措施十分有必要。

● 产妇过分紧张和恐惧。在生产过程中，不少产妇因宫缩疼痛而造成精神过度紧张，甚至产生恐惧感，造成用力过早或者用力不当等，从而使生产的时间延长。这种情况对于初产妇来说比较多见。

● 胎位异常。在生产时，如果胎儿的胎位不利于生产，如横位或者臀位等，都可能使生产变得困难。骨盆狭窄、胎儿过大、子宫畸形、羊水过多等都可能造成胎位异常，孕妈妈生产前就应该进行检查，排除这些情况。

● 子宫收缩乏力。大部分的滞产都是由于子宫收缩无力造成的，其原因有很多，产前不注意和生产过程中的突发状况都可能是原因。巨大胎儿、双胎等会造成子宫壁过度伸展，使子宫肌纤维失去正常收缩力。产前子宫感染或子宫肌肉发育不良等可能造成生产时的子宫收缩无力。很多产妇在生产时过度疲劳是影响子宫正常收缩的重要原因。产妇营养不良造成的气血不足，还有内分泌失调导致的体内雌性激素不足，也会使产妇在生产过程中没有力气。生产时子宫收缩乏力的情况多见于初产妇，高龄产妇因子宫颈较为坚硬，发生的概率也较高。

滞产的防治策略

● 适当运动。造成生产时子宫收缩乏力的重要原因是产妇的身体素质不够好。这是因为不少孕妈妈在怀孕过程中，不进行适当的锻炼和活动，静养太多，尤其是有些孕妈妈经常卧床不动。孕妈妈在孕期每天都会摄入大量的营养，如果不适当运动可能造成胎宝宝发育过大，增加生产时的困难。因此，在孕期，孕妈妈还是应该经常活动，增加肌肉的力量。

● 生产时放松情绪。生产前孕妈妈应正确了解有关生产时的相关知识，并且可以提前去医院熟悉环境，多与医生交流，生产过程中多配合医生进行呼吸法练习。家人也应安慰产妇，不要增加其心理负担，产前陪伴孕妈妈到医院定期进行检查，排查不利生产的因素。

过了预产期还没生怎么办

在正常情况下，怀孕不会超过40周，但有些孕妈妈怀孕超过40周，甚至到了第42周还未有生产的迹象。不少准爸妈会变得十分焦虑，就怕胎宝宝出了什么问题。一般而言，孕产期前后两周内生产都可算作正常，不过只要超出预产期都应去医院检查后再采取措施。

过了预产期不要太过紧张

当预产期到了或者预产期已经过了几天，但是还没有任何生产的征兆，应该去医院体检，在确认身体无恙的情况下再回家休息。预产期的计算不一定准确，可能到了孕产期，胎宝宝还没有准备出来，而且初次怀孕时，时间通常会长些，孕妈妈千万不要有压力或紧张，这样只会增加并发症发生的可能性，并影响正常的生产。预产期过后产检的次数也应该增加，而且每周都要进行。

过期妊娠需及时就医

过期妊娠是指妊娠超过42周，也就是超过预产期两周后还没有生产征兆。出现这种情况一般都有发生危险的可能，孕妈妈应尽量配合医生的治疗。过期妊娠可能会导致胎盘老化，使胎宝宝得不到足够的营养以及会出现缺氧的情况，因此，预产期一旦过了10天以上就应该检查胎盘功能，并争取在42周以内将胎宝宝分娩出来。由于过期妊娠可使胎宝宝骨头变硬，容易导致难产，如有必要，可在医生建议下进行剖宫产。

留心临产征兆

生产前，孕妈妈的身体通常会有一些征兆，密切留意这些征兆，在出现时采取措施，及时入院，可以让生产更顺利。

子宫底下降

　　临近预产期时，孕妈妈有时候会感觉肚子下降了一点，上腹部变得轻松了，呼吸困难的情况有所缓解，因压迫造成的胃部不适也减轻了不少。这是因为胎宝宝下降入盆，使子宫开始下降，减轻了对膈肌的压迫。但子宫的下降，会使胎宝宝头部压迫膀胱，可能会造成下腹部的不适，引发尿频、便秘、胀气等。

宫缩

　　临产前孕妈妈的腹部会一阵阵地发紧，并有不规律的宫缩，强度较弱，之后宫缩会越来越有规律，而且强度越来越大，持续时间长，间隔时间缩短。当有规律性的宫缩达到 6 ~ 7 分钟 / 次时，就应该送孕妈妈去医院了。

破水

　　破水就是羊水从阴道流出来，是因为子宫在强而有力的收缩过程中，子宫腔内的压力不断增大，使子宫口开大，胎宝宝头部下降，造成胎膜破裂，羊水从阴道流出。正常的羊水是一种无色的液体，流出时，孕妈妈根本无法控制。当有羊水流出时，应尽快送孕妈妈去医院待产。

见红

　　临产前，当孕妈妈子宫颈慢慢张开时，阴道会排出含有血液的黏液白带，俗称"见红"。一般情况下，见红后 24 ~ 48 小时就会临产，因此见红后孕妈妈应立即前往医院，但也有少数孕妈妈在见红后数天才分娩。如果见红时，出血量很大，应及时到医院检查，以防发生胎盘早剥。

胎动减少

　　临近分娩，胎动次数会减少，但力度会增强。当持续 12 小时感觉不到任何胎动时，就应该马上就医。胎动停止 24 小时会出现胎心停止，即胎死宫内。因此，一定要及时采取措施，必要时紧急分娩。

合理选择分娩方式

生产方式的选择应根据孕妈妈的身体状况，并在咨询医生的情况下决定，切不可跟风。产前应先去医院做一个检查，在得出检查结果后，根据专业意见选择，每种生产方式都有优缺点，适合自己的最重要。

顺产

优点

顺产也就是自然分娩，一般生产过程中会很痛，但产后孕妈妈恢复快，引发并发症的可能性也小，并且可以立即进食和喂养母乳。随着无痛分娩的应用，顺产的疼痛也可适当减轻。顺产时，通过阴道的挤压，胎宝宝的肺部会顺利鼓胀起来，使肺部能立即拥有良好的换气功能，出生后自主呼吸的功能得到加强。

缺点

产前会有阵痛，产程较长。生产过程中可能会大量出血，如果无法控制出血，需进行紧急剖宫产。当孕妈妈感到十分疲劳时，也可能需要借助产钳或真空协助生产，容易引起胎儿头部血肿。

剖宫产

优点

产程较短，在还未宫缩前进行剖宫产可以使孕妈妈免受阵痛，并可减少妊娠并发症和合并症对孕妈妈和胎宝宝的影响。对于高龄孕妇、生育功能有缺陷及患有子宫疾病的人而言，剖宫产还能降低生产的危险性。

缺点

产后疼痛感会增加，手术时可能会出现大出血及其他并发症。剖宫产后身体恢复的时间较长，如伤口护理不当，可能使腹壁切口愈合不良或裂开。没有经过产道的宝宝，可能会发生呼吸窘迫症或剖宫产儿综合征。

水中分娩

水中分娩是利用水温和水的浮力进行体位的自主调节，可减轻分娩的痛苦，生产时出血较少，产后恢复较快，但要避免胎宝宝出生后呛水。

什么时候该去医院

什么时候去医院生产是有讲究的，太早去等待时间长，容易使人疲劳，还可能没有床位待产；太晚去又容易发生意外。因此应提前咨询医生在什么情况下可以入院。

临近预产期时或出现临产征兆时

大部分的孕妈妈都能在孕产期内完成分娩，尤其怀孕前月经比较正常的孕妈妈，因此到了预产期就应该咨询医生，如果可以，应尽快入院待产。出现宫缩增强、破水、见红等临产征兆时也应该去医院，而且尽量不要耽误时间，以免在半路上生产。

高危孕妈妈应早入院

在妊娠期有一定危险的高危孕妈妈应根据医生的建议及早入院，因为孕妈妈在怀孕过程中本身就存在危险性，分娩时如果没有及时送至医院，有可能会影响孕妈妈和胎宝宝的健康，甚至是生命，提前入院则可便于医生检查和采取预防措施。

出现异常情况时

出现过前置胎盘、妊娠高血压等问题的孕妈妈也应该及早入院观察，还有高龄孕妈妈和有过早产、流产史的孕妈妈都应该在生产前就去医院，以免发生突发状况。

辨别真假分娩

很多孕妈妈临近预产期或在预产期内，发生腹痛或宫缩等情况时，就判定为即将要临盆，到了医院却没动静。因此，有必要知道如何辨别真假分娩。

假分娩	真分娩
假分娩时，宫缩始终处于无规律的状态，且会持续数小时，强度较弱，孕妈妈休息过后，宫缩也许会停止。发生时更多是在下腹部，疼痛感不强，也不会出现其他的临产征兆。	真分娩时，宫缩有一定的规律，会变得越来越强，间隔时间会缩短，下背部也有感觉，不管如何变换姿势都不会停止。通常还会伴随见红等情况的出现，这时应该及时去医院。

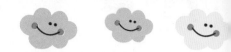

分娩时正确用力的方法

在分娩的不同阶段，产妇的用力方式也是有讲究的。如果用力不当，不仅会浪费体力，还会增加分娩时的痛苦。正确的用力方式可以更好地配合医生，以便加快生产的速度、保证胎宝宝的安全。

第一产程

这一阶段产妇子宫有发紧、发硬的感觉，下腹部或腰部疼痛，并有下坠的感觉，会经历一段长时间的阵痛。此时不要因为疼痛而用力，尤其是不可大喊大叫，避免消耗大量体力。产妇应该采用腹式深呼吸法，吸气和呼气都要慢，避免频繁换气引起体内缺氧，也尽量不要用力气。宫缩间隙可以闭目休息，养好精神，还可吃点东西补充体力。

第二产程

第二个阶段是宫口全开，胎儿娩出的阶段，医生会帮助分娩。孕妈妈在宫缩开始时，在医生的指导下，该用力的时候，应该使劲向下用力，每次用力的时间越长越好，以增加腹部的压力，使胎儿得以娩出。宫缩间隙，孕妈妈可以趁此机会稍作休息，放松肌肉，不要哭闹，等到下次宫缩开始再使劲用力，使胎宝宝顺利进入产道。当胎宝宝头部即将娩出时，不要屏气用力，而应张口哈气，待宫缩间隙再稍稍向下用力娩出头部，以免造成会阴部撕裂伤。

第三产程

当胎宝宝娩出后，生产并未结束。胎宝宝娩出约 10 分钟后，宫缩又会出现，胎盘及包裹胎儿的胎膜会和子宫分开，并随着又一次的宫缩而排出体外。此时还应使劲用力，深呼吸，直到将胎盘和胎膜排出，分娩才算结束。

在生产过程中，为了正确用力，产妇应尽量避免情绪紧张，以避免大喊大叫和子宫收缩不协调，从而消耗体力和造成用力不当。